乳幼児健診における境界児

どう診てどう対応するか

編集
東京慈恵会医科大学名誉教授　前川喜平
東京都立北療育医療センター院長　落合幸勝

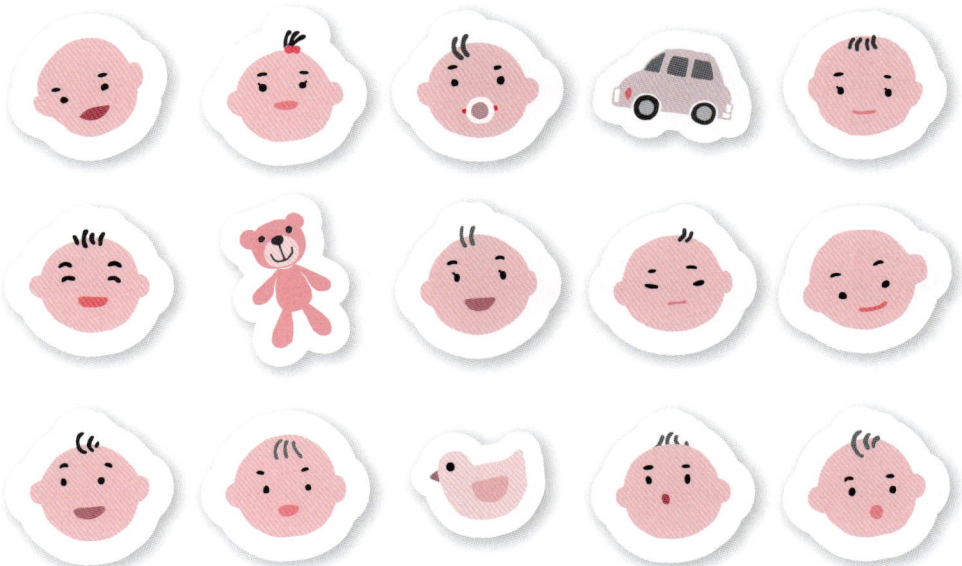

診断と治療社

執筆者一覧

編　集

前川喜平	東京慈恵会医科大学名誉教授
落合幸勝	東京都立北療育医療センター院長

執　筆 （50音順）

今井祐之	東京都立北療育医療センター小児科
落合幸勝	東京都立北療育医療センター小児科
川上　義	日本赤十字社医療センター新生児科
小﨑慶介	東京都立北療育医療センター整形外科
宍戸　淳	東京都立北療育医療センター小児科
関あゆみ	鳥取大学地域学部地域教育学科
田原卓浩	たはらクリニック
前川喜平	東京慈恵会医科大学名誉教授
宮田市郎	東京慈恵会医科大学小児科学講座
邑口紀子	東京都立北療育医療センター指導科
森永京子	東京都立多摩療育園医療科
横井茂夫	横井こどもクリニック
吉田弘道	専修大学人間科学部心理学科
吉永陽一郎	吉永小児科医院

序文

　乳幼児健診（以下健診と略す）に長年携わってきてもっとも難しいのは，正常とも異常ともいえない境界児の解釈と扱い方である．健診はスクリーニング，選り分けであるので異常の判定を甘くすれば疑いのあるものが増加し，反対に厳しくすれば減少する．子どもの将来と親の気持ちを考えるとどちらを採るべきか絶えず悩みの種である．新生児マススクリーニングは科学的に正常，疑い，異常の基準があり判定に困ることはない．ところが健診は生物学的，家庭的，社会的要因が複雑に絡み合っており，判定には経験や，知識を知恵に変えるコツが必要である．そんな理由から今から20年前，1990年にそれぞれのベテランの知恵を結集して作成したのが本書の前身「乳幼児健診における境界児の診かたと扱いかた」である．幸いなことに読者の好評を得て，「新版 乳幼児健診における境界児の診かたと扱いかた」（1994年），「乳幼児健診における境界児の診かたとケアのしかた」（1997年）と版を重ねてきた．

　21世紀となり母子保健施策の理念も子育て支援の中心的役割，健康指向，保健医療教育などの連携と大きく変化してきている．健診制度は同じでも内容，質が変わってきたのである．時代のニーズに対応するために共同編集にて本書を改訂することにした．健診は不特定多数の人により行われる選り分け作業であるので，だれにでもわかりやすい妥当性と再現性がある方法が好ましい．健診のチェック項目は共通でもアプローチの方法は同じではない．そこで本書は各方面のベテランのコツを具体的に記載してもらうことにした．同じことを診るのにも著者により方法が異なるのは登山ルートがいくつもあるのと同じである．読者の好みにあったものを利用して独自のコツを会得していただければと願っている．

　第I章には現代的意義など健診を行うのに必要な基礎的知識や技能が，第II章には一般的な月齢別チェックポイントと低出生体重児の発育，健診と脳性麻痺が，第III章には具体的な発達促進の方法が記載されている．

　本書が健診に携わる人々に利用され，少しでも役に立つことを願ってやみません．本書についてお気づきのことがありましたらどんなことでも結構です．お知らせくだされば幸いです．

　2010年8月吉日

前川喜平

落合幸勝

CONTENTS 乳幼児健診における境界児―どう診てどう対応するか

執筆者一覧 ii
序　文 iii

第Ⅰ章　乳幼児の発育と発達

A　乳幼児健診の現代的意義 .... 前川喜平　2
　1　なぜ育児支援なのか　2
　2　育児支援の実際　2
　3　健診の基本　3
　4　実施者に必要な態度　5
　5　地域における支援システムの構築　7

B　正常な発達のいろいろ .... 前川喜平　8
　1　発達道標　8
　2　発達の順序　14

C　身体発育の正常と異常 .... 宮田市郎　16
　1　乳幼児の正常発育　16
　2　身体発育の指標　16
　3　身体発育の異常　17
　4　原因疾患　22

D　心理発達の評定 .... 吉田弘道　25
　1　発達の評定方法　25
　2　発達検査・知能検査　30
　3　評定における留意点　33

E　障害児を見つけるのではなく，来てよかった・受けてよかった乳幼児健診を目指す
　　　　　　　　　　　　　　　　　　　　　　　　　　　　　　　 横井茂夫　34
　1　健診をする前に　34
　2　実際の健診では　37
　3　乳児健診（3〜4か月児，6〜7か月児，9〜10か月児健診）における
　　　　　　　　　　　　　　　　　　　　正常児・境界児・発達遅滞児　39
　4　総合判断　42

第Ⅱ章　どう診てどう対応する

A　3〜4か月児健診における境界児 .... 横井茂夫　46
　1　3〜4か月児健診の実際　46

  2 この時期に経過観察になる事例　47

B　6〜7か月児健診における境界児　…………………………………… 横井茂夫　50
  1 6〜7か月児健診の実際　50
  2 この時期に経過観察になる事例　52

C　9〜10か月児健診における境界児　………………………………… 横井茂夫　54
  1 9〜10か月児健診の実際　54
  2 この時期に経過観察になる事例　55

D　1歳6か月児健診における境界児　…………………………………… 田原卓浩　58
  1 1歳6か月児健診の実際　58
  2 この時期に経過観察になる事例　63

E　3歳児健診における境界児　…………………………………………… 関あゆみ　65
  1 正常発達のめやす　65
  2 健診内容　66
  3 見逃したくないこんな状態と保護者の心配　69
  4 境界児の観察のポイントと経過観察　71
  5 誰がどうフォローするか　72

F　5歳児健診における境界児　…………………………………………… 関あゆみ　73
  1 5歳児健診の目的　73
  2 正常発達のめやす　74
  3 健診内容　74
  4 見逃したくないこんな状態と保護者の心配　81
  5 境界児の観察のポイントと経過観察　83
  6 誰がどうフォローするか　84

G　低出生体重児の発達チェックと早期介入　………………………… 川上　義　85
  1 低出生体重児の評価　86
  2 低出生体重児の発育と身体的特徴・合併症　86
  3 低出生体重児にみられる神経学的合併症　88
  4 低出生体重児の発達の特徴と注意点　88
  5 早期介入　89
  6 フォローアップ体制　90

H　乳幼児健診と脳性麻痺　………………………………………………… 今井祐之　92
  1 脳障害の因子　92
  2 症候・症状　92
  3 養育・フォロー体制など　95

I 養育環境のチェック—子どもを全体としてとらえる .... 前川喜平 97
1 親準備性の評価　97
2 要支援家庭　98
3 親になれない親　98
4 関係性の発達による評価—関係性からみた子育ての問題　99
5 親子の組み合わせ　102
6 地域資源とキーパーソン　103

第Ⅲ章　具体的な発達支援

A　境界児の運動発達の促し方 .... 小﨑慶介 106
1 姿勢と運動の3要素からみた，ひとり歩き獲得までの運動発達過程とその促し方　106
2 ひとり歩き獲得後の運動上の課題とその促し方　113
3 身体巧緻性向上のための取り組み　114
4 疾患別，とくに発達障害児の運動発達の促し方　116

B　境界児の知的発達の促し方 .... 邑口紀子 118
1 境界知能の意味するもの　118
2 脳性麻痺の知的発達の特徴　118
3 広汎性発達障害の知的発達の特徴　120
4 知的発達は遊びを通して育まれる　121
5 発達支援に必要な視点　123

C　境界児の言葉の発達の促し方 .... 森永京子 126
1 境界児のとらえ方　126
2 言語障害の分類　127
3 言語検査　130
4 支援のポイント　130

D　ふれあい子育ての勧め .... 吉永陽一郎 136
1 健診とふれあい子育ての勧め　136
2 健診の場で勧めたい，さまざまなふれあいの方法　137

COLUMN　　　　　　　　　　　　　　　　　　　　　　落合幸勝，宍戸　淳

乳幼児健診と境界児①　乳幼児健康診査において　53
乳幼児健診と境界児②　専門医療機関への紹介の実際　64
乳幼児健診と境界児③　発達障害児の療育の実際　117
就学相談への支援について　135

索　引 142

第Ⅰ章 乳幼児の発育と発達

- A 乳幼児健診の現代的意義 　　　　　　　　　　　　　　　　2ページ
- B 正常な発達のいろいろ 　　　　　　　　　　　　　　　　　8ページ
- C 身体発育の正常と異常 　　　　　　　　　　　　　　　　16ページ
- D 心理発達の評定 　　　　　　　　　　　　　　　　　　　25ページ
- E 障害児を見つけるのではなく，
  来てよかった・受けてよかった乳幼児健診を目指す 　34ページ

A 乳幼児健診の現代的意義

乳幼児健康診査（以下，健診と略す）の現代的意義は育児支援にあるといっても過言ではない．以下これを実現するための具体的方策について記載する．

1 なぜ育児支援なのか

健診は乳幼児の健全育成を目的とした母子保健政策の1つとして開始された．システムが整備されたのは1965年に母子保健法が公布され，1歳6か月児健診が実施されてからである．それ以前は栄養状態の改善，感染症対策，斜頸，先天性股関節脱臼の早期発見・治療，未熟児養育などが行われていた．1970年頃からVojtaの中枢性協調障害（Zentrale Koordinationsstörung：ZKS）を基にした脳性麻痺の早期発見・療育，障害児や先天性代謝異常のマススクリーニングを経て，20世紀末には子どもの心の健全育成，虐待防止のための要支援家庭の早期発見と支援がおもなテーマとなった．地域ならびに家庭における子育て機能の衰退に伴い，21世紀になってから「健やか親子21」が実施され親子を含めての育児支援へとテーマは広がってきた．このうち親育てがとくに重要である．地域における幼稚園・保育園，NPO，支援システムが整備されても子育ての主体が親であることに変わりはないからである．発達障害の早期発見・支援も課題であるが，発達障害は幼児期後半でなければ確実な診断ができないので，健診の現代的意義は子育て支援といってもよい．

2 育児支援の実際

育児支援，子育て支援という用語はさかんに使用されているが，具体的内容については明記されておらず，言葉だけがひとり歩きしている．子育て支援は「親育て，親育ち，子育て，子育ちを家庭の必要性に応じて適当に組み合わせて行う」ことをいう．子育ては千差万別であるので支援の方法も千差万別である．子育て支援の内容は個々の家庭によりすべて異なる．これを効率よく実施するには，支援する対象者を階層化して考えるのがわかりやすい．

ⓐ 支援する対象者の階層化

支援する対象者を「レベルゼロ」から「レベルⅢ」の4段階に階層化して考える（表1）．「レベルゼロ」では子育てにとくに問題はみられない．予防接種や健診の時期，近所の支援施設やグループなど必要な情報を提供すれば十分である．「レベルⅠ」は軽度の育児不安，孤立や家庭的な問題があり，医師，保健師，NPOグループが継続してかかわれば問題が解決されるレベルである．「レベルⅡ」は要支援家庭である．これに関しては「養育環境のチェック」の項（97ページ）を参照されたい．いずれにしても明らかに問題があり，多職種（機関），地域住民，ボランティアなどの連携による支援が必要である．最後の「レベルⅢ」は虐待などの問題がすでにあり，地域支援システムに基づく，多職種が連携した高度積極的支援の必要なレベルである．各レベルは軽度から重度まであり，状態に応じて連携した支援を行う．

表1　支援の階層化

レベル　ゼロ	**情報提供**：とくに問題はないが，個々の家庭に合った情報提供が必要
レベル　Ⅰ	**軽度支援**：軽度の育児不安などの問題があり，医師，保健師，臨床心理士などの継続的相談，助言が必要．あるいは適当な育児サークルを紹介し，加入することにより問題が解決される
レベル　Ⅱ	**積極的支援**：要支援家庭(ハイリスク家庭)．明らかに問題があり，多職種(機関)，地域住民，ボランティアの連携による支援が必要
レベル　Ⅲ	**高度積極的支援**：虐待などの問題がすでにあり，地域支援システムに基づく連携した支援が必要

ⓑ 支援する側

　支援する側については，①傾聴，受容，共感，ポジティブな言葉かけ，②階層化に必要な知識，③問題の列記と優先順位，④必要な連携機関への相談，が必要な条件である．これについては他の文献を参照されたい．

3　健診の基本

　健診の目的はすべての乳幼児が身体的，精神的，社会的に最適な成長・発達を遂げることを助けることにある．疾病，障害やハイリスク家庭の発見・支援だけではない．このためには医師のみでなく多職種と連携し，親子を包括的にとらえるように努めることが必要である．

ⓐ 子どもを包括的(ホリスティック)にとらえる

　健診を行うときは子ども自身の問題(疾病，障害など)，家庭的問題(ひとり親家庭，経済的困窮，親自身の問題など)，社会的問題(スラム街，僻地，公害指摘地域など)など子ども全体をとらえるようにする．具体的には以下の点を配慮して行う．

① 子どもの成長・発達の状態を明らかにし，最適な成長・発達を遂げるよう健康管理，保健相談・助言を行う．
② 周生期，新生児期または初回健診時に，生物医学的ないし社会的に問題のあるもの(要支援家庭)を選びだし，その後の健康管理ならびに支援体制を構築する．
③ 出生前および出生時の原因による日常生活に支障をきたす欠陥異常は少なくとも3～4か月以内に発見する．
④ 放置されやすい軽微な疾病異常，慢性疾患および欠陥(視聴・言語・知能・情緒など)の早期発見と予防に努める．
⑤ 発見された疾病異常や欠陥について，早期治療(療育を含む)・継続的健康管理，および遺伝相談の措置を講ずる．
⑥ 養育環境による行動発達上の問題を早期に発見し予防する．生来の発達障害は5歳頃に発見する．
⑦ 健診および保健相談・助言は家族および地域社会を志向し，総合的かつ包括的であるように努める．

ⓑ 健診はスクリーニング(選り分け)であり診断ではない

　健診は多人数に対して速やかに実施でき，簡単な方法で疾病を有する者あるいはその疑いのある者を暫定的に選り分ける作業である．新生児の先天性代謝異常マススクリーニングが有名である．健診は既往歴や母子健康手帳記載事項，問診事項，身体計測，診察，発達チェック，行動上の問題，言語発達，視覚聴覚など多相スクリーニングであり，多職種の連携により行われるべきものである．決して医師のみで完結されるものではない．健診は有用性の評価(**表2**)[1]を意識して行う．それ以外に受容性，信頼性，妥当性，費用便益が重要である．受容性とは家族や社会が受け入れられる方法で，採血や逆さにして泣かすようなテストは不適である．信頼性は検査者が変わっても，何回テストしても同じ結果が得られることをいう．妥当性は特異度と敏感度より判断される．特異度は疾病を持たない者を完全に選り分けることができる確率で示され，敏感度は真に疾病を持つ者を選り分けることができる確率で示される(**表3**)[1]．

ⓒ システムとプログラム

1)実施方法と実施主体

　実施方法として集団健診と個別健診，実施主体として公的健診と私的健診がある(**表4**)[1]．現在，公的健診としては乳児健診，1歳6か月児健診，3歳児健診がある．乳児健診の月齢は指定されていないが一般には3か月児健診として行う市町村が多い．その他，東京都の6か月児，9か月児健診など地域により実施時期は異なる．集団健診と個別健診の長所と短所を**表5**

表2　スクリーニングテストの有用性についての評価されるべき項目

1. 重要性	7. 適切な治療資源
2. 発現頻度	8. 効果的なスクリーニングテストがある
3. 診断基準	9. 直接費用
4. 効果的治療	10. 偽陽性に対する費用
5. 早期治療が効果的である	11. 偽陰性に対する費用
6. スクリーニングするための所要時間が適当である	

(文献[1]より引用)

表3　スクリーニングテストの妥当性

		確定診断	
		＋	－
スクリーニングテスト所見	＋	A_1 真の陽性者 true positives	B_1 みかけ上の陽性者 false positives
	－	A_2 みかけ上の陰性者 false negatives	B_2 真の陰性者 true negatives
合　計		$A_1 + A_2$ 被患者	$B_1 + B_2$ 非被患者

敏感度(sensitivity) $= \dfrac{A_1}{A_1 + A_2} \times 100 (\%)$

特異度(specificity) $= \dfrac{B_1}{B_1 + B_2} \times 100 (\%)$

(文献[1]より引用)

表4 乳幼児健診法

A. 実施方法	B. 実施主体
1. 個別健康診査 　a）公的健康診査 　　（医療機関委託による場合） 　b）私的健康診査 　　（保護者が自主的に受診） 2. 集団健康診査 　a）公的健康診査 　　（市町村が日時・場所を指定して実施） 　b）集団生活の場での健康診査 　　（保育所・幼稚園などが実施）	1. 公的健康診査 　a）市町村 　b）集団生活の場（保育所・幼稚園） 2. 委託健康診査 　市町村が医療機関を指定 C. 実施時期 1. 定期健康診査 2. 不定期健康診査

（文献[1]より引用）

表5 乳幼児健康診査の集団方式と個別方式の現状における長所・短所

集団方式		個別方式	
長　所	短　所	長　所	短　所
●健診チームによる流れ作業が可能 ●集団指導と個別指導の両方ができる ●保健指導等を専門職が担当できる ●地域の仲間づくり，療育支援等が容易にできる ●受診率が高い ●経過観察健診へ気軽に対応できる ●ケースカンファレンスができ，適切な総合的判断ができる ●統計処理が可能	●健診日が固定されてしまう ●個々の発達を継続的に管理することが困難なことが多い ●説明不十分となり，家族に思わぬ心配をさせることがある．大勢の人が関与するため，説明が異なってしまうことがある ●健診医を選択できない	●健診医を受益者（受診側）が選択できる ●ある程度希望する日に受診することができる ●同じ小児科医に継続的な発育・発達のチェックを受けられる ●個々の発育・発達に応じた指導をすることができる	●健診医のレベルの差が大きい ●母子保健担当の専門職種を得ることがむずかしいため，健診医がすべてを行わねばならない ●統計処理がむずかしい ●地域資源の活用が苦手であり，自分のところへ抱え込み，指導や療育が遅れることも多い ●受診率が低いことが多く，受益者や地域のニーズとかけ離れていることが多い ●経済効率に重きを置きやすい

（文献[1]より引用）

に記載した[1]が，いかに包括的に実施するかという質が問題である．

2）事後措置

健診はスクリーニングであるので，二次健診，他機関への紹介など地域における包括的健診システムの構築が必要である（表6）．

4　実施者に必要な態度

健診の現代的意義を達成するために健診の基本を習得したうえで，すべての実施者に必要な態度について記載する．

ⓐ 喜びと自信を与える

子どもを産んだからといって，親になれるわけではない．健診で接する親に対しては「知ら

表6　事後措置

対　象　者			フォローの方法(手段)
異常なし		児に心身ともに疾患や，障害がないと判断されるもの	
要指導		児に心身ともに疾患や，障害がないが，親に強い不安があるときまたは環境要因による異常があるが，生活指導で解消が可能と思われるもの(健診当日の個別指導で解消ができるものは除く)	1. 経過健診 2. 発達相談 　　個別指導 　　集団指導 3. 家庭訪問 4. 医療機関紹介 5. 電話指導 6. その他
要医療	要観察	問題がある児で，その問題の質と量を判定するため一定期間の経過観察を必要とするもの 児に障害がある，または，将来あらわれるおそれがあると判定されたもの	
		問診・診察等の結果により，健診後のカンファレンスで判定する	
	要検査	問題がある児で，医療機関へ紹介し，検査が必要と判断されるもの	
		問診・診察・尿検査等の結果により，健診後のカンファレンスで判定する	
	要治療	保健所の健診時に，診断が明確にされ，即治療が必要なもの	
	管理中	健診時すでに疾患や障害が診断されており，医療機関に管理されているもの	

(横浜市：乳幼児健診マニュアル 1988 より)

なくて当たり前」「できなくて当たり前」「失敗して当たり前」「それでよい」の言葉かけが必要である．「こうすべきである」「こうしたほうがよい」の育児理論情報の渦のなかで親たちは理論通りに育てようとして，できなくて不安になり悩んでいる．「それでよい」の言葉かけをされると気が楽になり，子育てに喜びと自信が出てくる．さらに「かわいい赤ちゃん」「元気な赤ちゃん」「よくやっている」のポジティブな言葉かけは楽しさや喜びを与える．

ⓑ **不安を与えない**

育児不安の原因として「やせている」「小さいのではないか」「おかしいのではないか」などの周囲の不注意な言葉があげられる．ことに健診のときの善意の指導が親に不安を与えることが多い．体重の増加が悪い赤ちゃんに「ミルクをもっと飲ませて肥らせなさい」などと言うと親は不安になるものである．

ⓒ **助言，相談であり指導ではない**

何か問題があるときに「こうしなさい」と決して指導しない．話を良く聴いたうえで，気になることが本当に問題であれば気になる点を話し，「こうしてみたらどう」と助言する．どうしたらよいか親と一緒に相談するのもよい．1回で解決しようと思わないで，次回に会ったときに良い点があればほめ，親の気づきと育児能力を高めるようにする．

ⓓ **良い加減，ほどほど子育てを勧める**

完全主義でも放任主義でもない子育ての良いことを知って，親ができる範囲で行う．これを良い加減の子育てという．子育ては理論ではない，生活である．現在の子育ては「こうしなさい」の理論的な指導がほとんどで，「こうしてもよい」「それでよい」の話が非常に少ない．この点を改めれば子育てがもっと楽しくなる．

ⓔ **子育てを楽しめるように協力する**

かわいい赤ちゃんと心ゆくまで遊ぶのが子どもを育てる親の特権である．子どもが喜ぶこと

を一緒にして遊ぶとお互いが癒され子育ての苦労が楽しみとなる．

5　地域における支援システムの構築

　地域の支援システムは地域の資源と特性により同じではない．共通点として効率的に機能している地域では必ずシステムを動かす中心的人物(キーパーソン)の存在がある．キーパーソンとしては地域住民(恩賜財団母子愛育会愛育班活動)，保育士(福岡市ひだまりの会)，保健師［津久井町(現在，相模原市)］，主任児童員・民生委員(兵庫県芦屋市)などがある．また虐待防止のための支援システムとして全国的には児童虐待防止協会が，地域としてはあいち小児保健医療総合センター保健部門を中心として作成されたシステムが参考になるので文献を参照されたい．

引用文献

1)　前川喜平，青木継稔：今日の乳幼児健診マニュアル　改訂2版．中外医学社，1997

参考文献

・中山健太郎：乳幼児の健康診査とスクリーニング．医学書院，1980
・前川喜平，小枝達也：写真でみる乳幼児健診の神経学的チェック法　改訂7版．南山堂，2007
・前川喜平：現在の子育て支援に求められるもの．全国保健センター連合会主催平成20年度「親と子のこころの健康づくり中央研修会」講演抄録集53-92，2009年2月12日，全社連研修センター地下大会議室
・加藤曜子(編著)：市町村児童虐待防止ネットワーク．日本加除出版，2005
・山崎嘉久，前田清，白石淑江(編)：子ども虐待防止＆対応マニュアル．診断と治療社，2007
・健やか親子21推進協議会第4課題グループ(代表　前川喜平)：子育て支援ネットワークを広げる─健やか親子21ワークショップ2003．健やか親子21推進協議会，2005年3月

〈前川喜平〉

第Ⅰ章　乳幼児の発育と発達

B　正常な発達のいろいろ

　健診を行ううえでもっともむずかしいのは正常と異常の区別である．何を正常とし，どこまでを異常とするかである．1つの項目の異常を子ども全体の異常と錯覚していることが多い．健診は不特定多数の医師により行われるので，誰にでも容易にでき，かつ信頼性が高い方法が好ましい．境界児のなかにいろいろな正常発達が存在することが多いので，正常発達のいろいろを理解することが正常，異常を判断するうえで早道と考えられる．発達チェックのなかで誰にでも容易に判断できるのが運動発達であり，しかも特別な場合を除き，運動発達は知的発達と比例することが多いので，診察を運動発達から始めるのが得策である．以下，健診における正常発達のいろいろを発達道標（developmental mile stone）と発達の順序について記載する．

1　発達道標

ⓐ 頸が坐る（定頸）

　後頭部を支えないで，乳児を縦抱きにできる状態をいう．やっと頸が坐った状態から，背臥位水平抱きにしても坐っている状態まで非常に幅がある．お坐りや歩行のように判定に役立つ明確な定義は存在しない．判定は個人の経験によることが多い．

1）判定法

　乳児を縦抱きにしたときに，抱いている人の手が背中の上のほうか，腰のあたりかで頸の坐りのしっかり度が判定される．写真では引き起こし（図1，2）と腹臥位での顔のあげ方（図3，4）で判定されているが，児の状態により異なり確実性はない．したがって，自身の判定基準を持つことを勧める．自身の判定基準と影響を与える因子を総合して判定する．

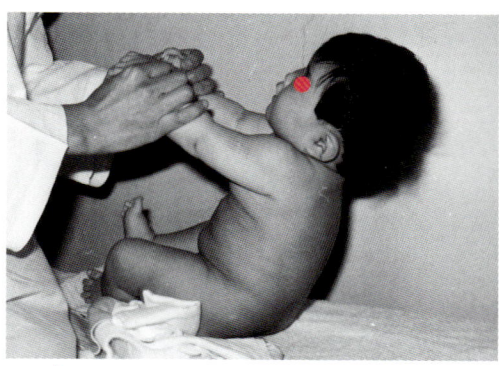

図1 引き起こし（4か月児）
頸と背中がほぼ水平となる．

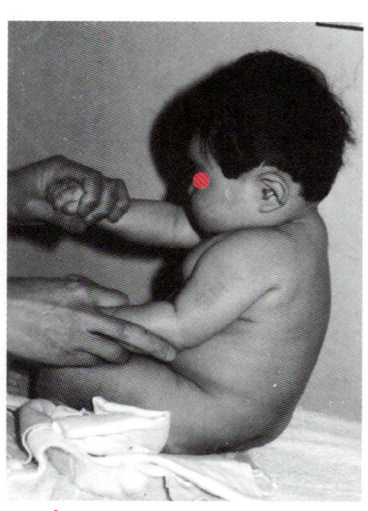

図2 引き起こし（4か月児）
引き起こした状態で頸が坐っている．

2）個人差

2か月〜4か月と幅があるが，判定法も関係している．

3）影響を与える因子

①月齢の配慮

診察前に次のことを配慮して行う．

① 早期産児：修正月齢で判定する．市町村は健診を暦月齢で通知するので，診察前に母子健康手帳で在胎週数をチェックする．医療機関で経過観察をしない在胎35〜36週の児が見落とされることが多い．

② 在胎37週と40週の差．

③ 暦月齢：3か月零日と3か月29日の差．

②，③ともに誕生日を過ぎれば影響はないが，3〜4か月児健診では関係する．

②頭囲

大きい児は遅れることが多い（図3）．

③抱き方

■ 横抱き：頸を支えて抱くので，横抱きをしていると，頸が反る癖がつき，引き起こすと反ってしまう．

■ 縦抱き：肩から顔を出さないで，下のほうで縦抱きをして話しかけていると，上を見て頸が反る癖がつく．

いずれも引き起こしのときに判定を誤るおそれがある（図5〜7）．

ⓑ お坐り（坐位）

お尻をついて坐っている状態をいう（図8）．

1）発達段階　[（　）内の月齢は発達のおよその幅を示す．]

腰を支えると坐れる（4〜5か月），両手を前についてかろうじて坐れる（5〜6か月），両手を離して坐れる，この状態で手に物を持って遊べる（6〜8か月），坐って体をねじって横の物がとれる（7〜9か月）．

2）判定法

視性立ち直り反射，坐位の平衡反応，側方パラシュート反応の組み合わせで判定する（表1）．頸が坐り，体幹の立ち直り反射，視性立ち直り反射（図9）が出現してくると腰を支える

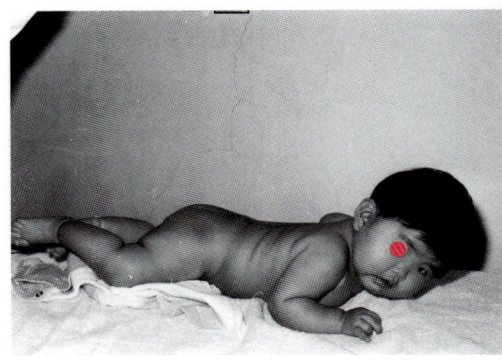

図3 | 腹臥位（3か月児）

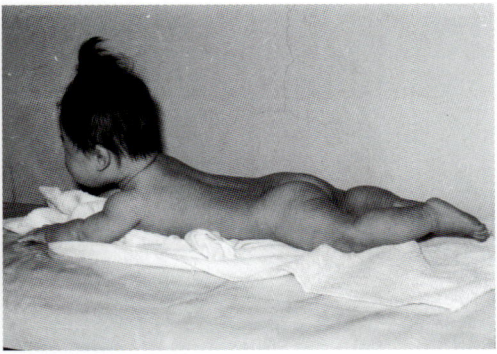

図4 | 腹臥位（3か月児）

第Ⅰ章 乳幼児の発育と発達

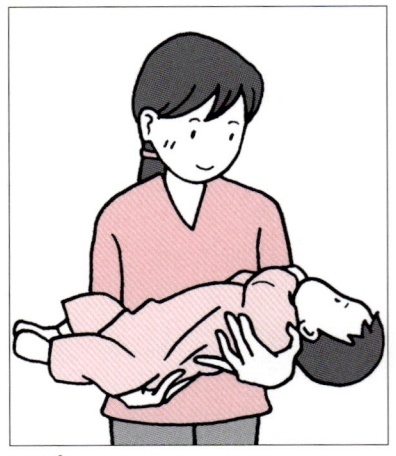

図5 横抱き
この姿勢で抱いていると頸が反る癖がつく．

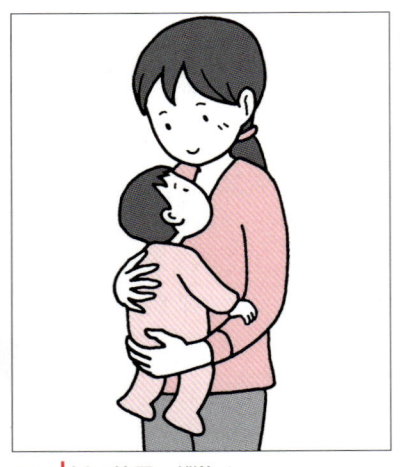

図6 低い位置の縦抱き
この位置で背中を押して抱くと上を見る癖と反る癖がつく．

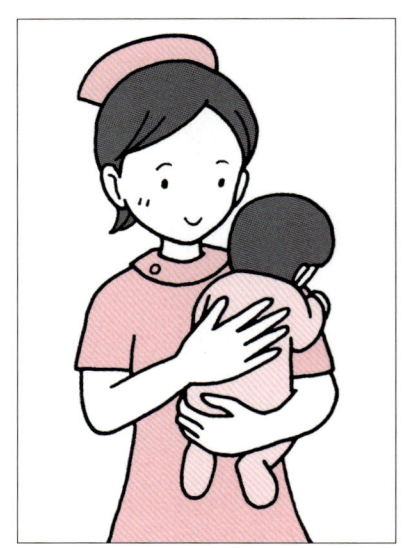

図7 頸が坐る縦抱き
①顔を肩より出す．
②背中を支える．
③足を曲げて抱く．

と坐れるようになる．お坐りの状態で体を横に倒すと反対側の手を伸ばしてバランスを取ろうとする坐位の平衡反応(図10)がみられてくる．平衡反応がみられてくると両手を前について坐れる．さらに側方パラシュート(図11)がみられるにつれ，手を離して坐れるから，お坐りで横や後ろの物が自由に取れる状態へと発達していく(表1)．そしてこの状態から体を前に倒して四つ這いの姿勢となる．

3)影響を与える因子
①月齢の配慮
　定頸と同じである．

B ■ 正常な発達のいろいろ

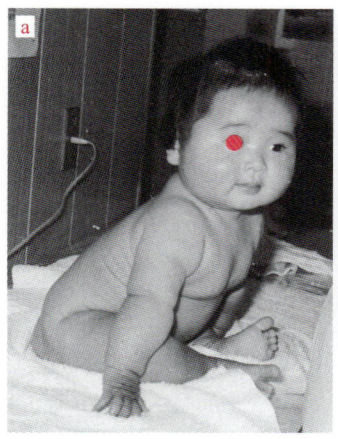 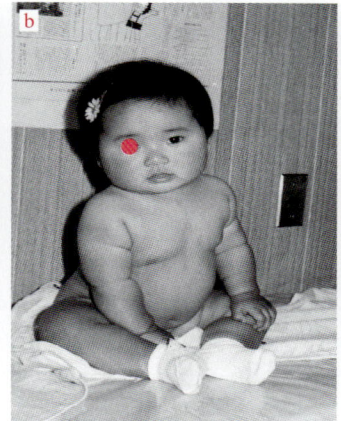 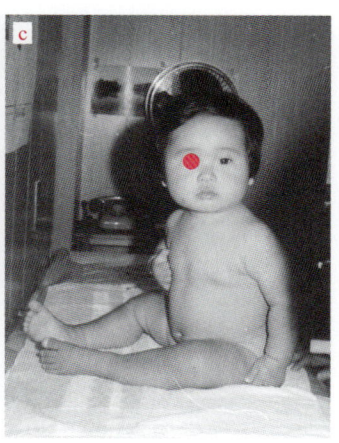

6か月　　　　　　　　　7か月　　　　　　　　　8か月

図8｜同一女児のお坐りの発達

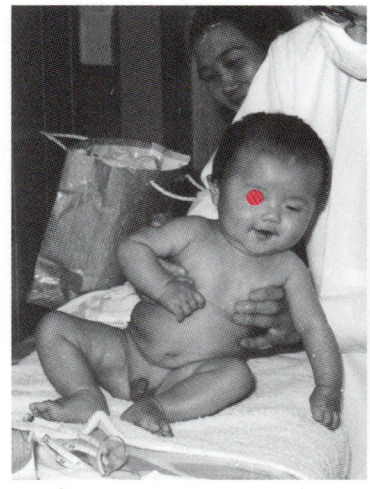 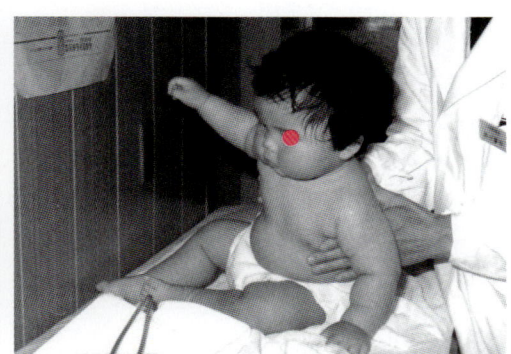

図9｜体幹の立ち直り反射・
　　　視性立ち直り反射(6か月児)
　　　　　　　　　　　　　　　　　図10｜坐位の平衡反応(6か月児)

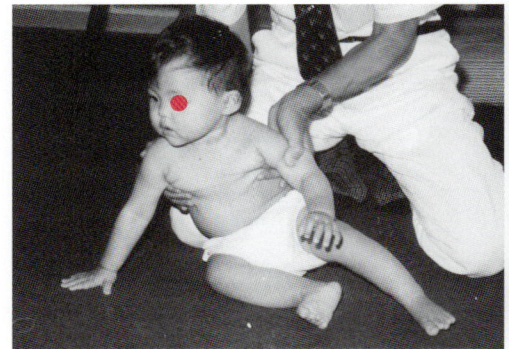 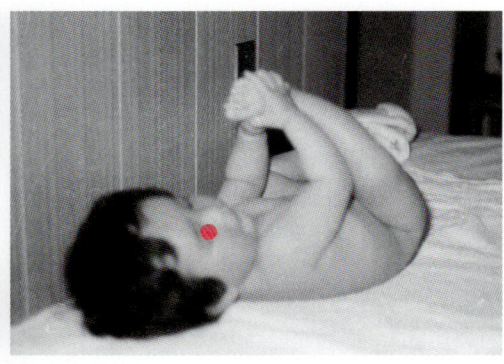

図11｜側方パラシュート反応(9か月児)　　図12｜足を持って遊んでいる(6か月児)

表1｜坐位の発達と反射，反応

お坐りの発達	視性立ち直り反射	坐位の平衡反応	側方パラシュート反応
腰を支えると坐れる（4〜5か月）	+	−	−
両手を前について背中を丸くして坐る（5〜6か月）	+	+	−
手を離して遊びながら坐れる（6〜8か月）	+	+	+/−
体をねじって横や後ろの物が取れる（7〜9か月）	+	+	+

②**頭囲**

定頸と同様に，大きい児は遅れることが多い．

③**下肢をつかない児**

立たせると下肢をつかない，仰臥位で足の指をしゃぶったり，足を持って遊んだりする（図12），腹這いや寝返りを嫌がり将来いざって移動する可能性がある児である．お坐りが8か月頃と遅れることが多いがその他の発達は正常である．

④**バウンサー（bouncer）の使用**

市販の育児用品．定頸前の赤ちゃんを入れ寄りかからせて育てる．慣れると赤ちゃんは喜び子育てが楽になる．ただしこれを長く使用すると寄りかかる癖がつき，坐らせても背中が反って坐れないことがある．このような児にはバウンサーの使用について尋ねる．

⑤**養育環境**

上の子と年齢が近く，上の子に手がかかり，あまり抱かない場合はお坐りが遅れることがある．手がかからない児で第2子に多い．

注意 発達全体が遅れている場合や，全身の筋トーヌスが低下している場合は疾病が疑われるので専門家に紹介する．

ⓒ **歩行前の移動法のいろいろ**

歩行前の移動法として次のものが存在する．

1）寝返って移動する（roller）

寝返りで部屋のなかをくるくる寝返って移動する（図13）．

2）肘這い（hauling）

両下肢を動かさないで両肘をついて移動する（図14）．片肘のみを動かして移動するものもある．

3）腹這い，四つ這い（crawling）

腹を床につけて，水泳のクロールのように手足を交互に動かして移動する（図15）．

4）膝這い（creeping）

膝をついて，両手と膝を交互に動かして移動する（図16）．

5）熊歩き，動物歩き

両手，両足を動かして熊のように移動する（図17）．

B ■ 正常な発達のいろいろ

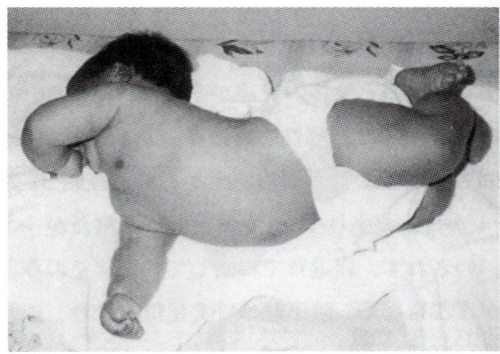

図13 | 寝返り移動(roller)

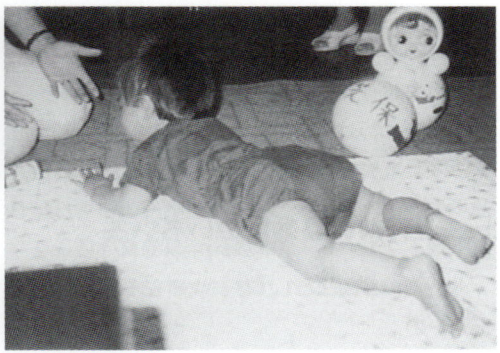

図14 | 肘這い(hauling)

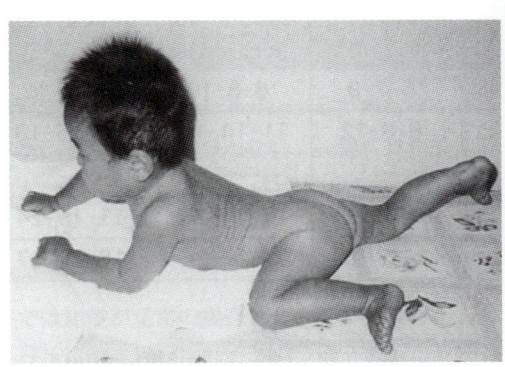

図15 | 腹這い，四つ這い(crawling)

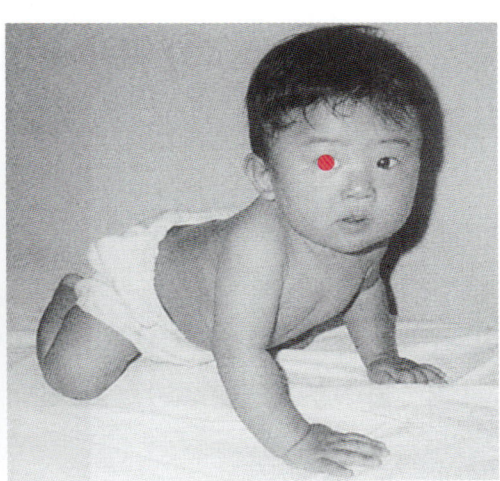

図16 | 膝這い(creeping)

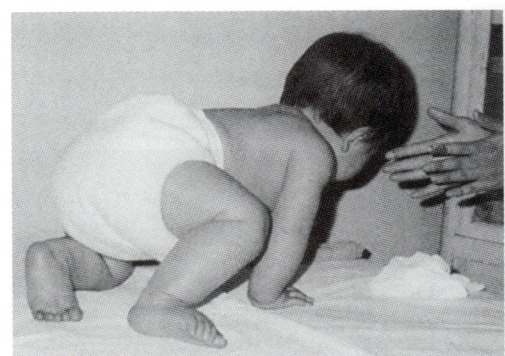

図17 | 熊歩き，動物歩き

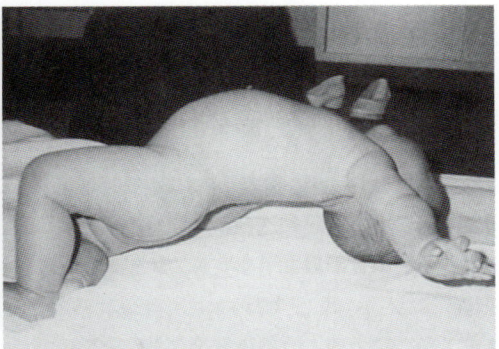

図18 | 背這い

第Ⅰ章　乳幼児の発育と発達

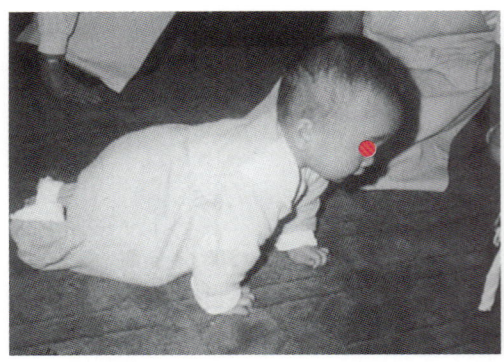

図19 | 尺取虫移動（うさぎ跳び移動）

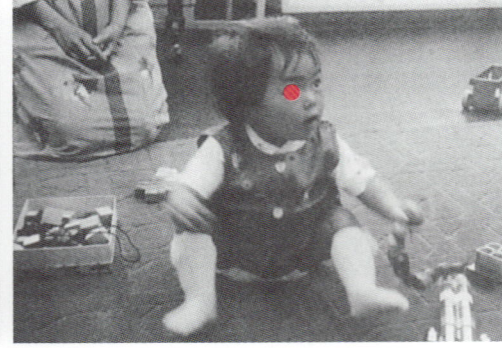

図20 | シャフリング（shuffling）

6）背這い
　仰臥位でブリッジのように背中を反って，足を蹴って移動する（図18）．2〜3か月頃より抱くと反りやすいとの訴えがある．引き起こしが正常なことから脳障害の背筋の緊張亢進と区別される．

7）尺取虫移動（うさぎ跳び移動）
　坐位の姿勢から両手を前に伸ばし，両肘を曲げて，尺取虫のように移動する（図19）．

8）シャフリング（shuffling）
　坐ったまま，腰をずらしていざるように移動する（図20）．

2　発達の順序

　頸が坐る→寝返る→お坐り→這い這い→つかまり立ち→つたい歩き→ひとり立ち→歩き始める，が粗大運動発達の順序である．これ以外に後述のⓐ〜ⓓが存在する．
　歩行前の移動法と歩行との関係を表2[1)]に示す．歩き始めた後の運動発達はすべて正常である．

ⓐお坐りをしてから寝返る……………
　最近は6〜7か月児健診でお坐りしてから寝返る乳児に遭遇する．原因は不明だが乳児突然死症候群を恐れて腹這いをあまりさせないことと関係があるのかもしれない．この他にシャフラーは腹這いを嫌がり，お坐りの後で寝返ることが多い．

ⓑお坐りからつかまり立ちをし，歩き始めが早い……………
　這い這いをしないで，歩き始めてから這い這いをするものもある．

ⓒ下肢をつかない，ピョンピョンしない……………
　5か月頃の赤ちゃんは仰向けで足を持って遊んでいる（図12）．この頃は下肢が柔らかく，立たせようとしても下肢をつかない．普通は7〜8か月になると緊張が出てきて，立たせると体重を少し支えるようになる．ところが正常でも下肢が柔らかいままで，7〜8か月になっても，下肢をつこうとはしない赤ちゃんが存在する（図21）．このグループはいざって移動するシャフラーとそうでない群に分けられる．シャフラーは歩行開始が18〜24か月と遅れるが，他は1〜3か月でつかまり立ちし，1歳2〜4か月の間に歩き始めることが多い．

B 正常な発達のいろいろ

表2｜乳幼児早期の運動パターンと運動発達の時期との関係

運動発達＼運動の主なパターン	高這い	寝返りで移動	這い這いで移動	坐位でいざる	ただちにつかまり立ちし歩行してしまう
支えなしで坐れる	5-7-9	6-8-10	6-9-12	7-12-15	5-7-11
這 い 這 い	6-9-12	11-14-17	12-15-19	—	—
い ざ る	—	—	—	7-12-16	—
つかまって立つ	7-10-13	12-15-20	11-19-24	10-18-26	8-10-13
歩 行 開 始	11-13-15	14-18-26	15-20-27	12-19-28	8-11-14

※表内の数字は月齢を示す　　　　　　　　　　　　　　　　　　　　（文献[1]より引用）

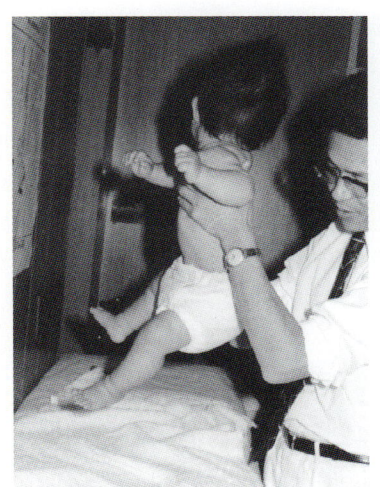

図21｜下肢をつかない(7か月児)

ⓓ 歩くのを怖がって歩き始めが遅れる

　保健所の二次健診でここ3〜4年このような幼児に遭遇する．つたい歩き，ひとり立ちから歩き始めるのには親の励ましと，児に安心感を与えることが大切である．親は早く歩かせようとして援助しない，不安になり抱いて欲しいのに無理に歩かせようとする，児はますます不安になり嫌がって歩こうとしない．親がふれあって，安心させ，励まし，喜べば歩くようになる．ひとり立ちが12か月で歩き始めが1歳半過ぎになった幼児を体験している．

📖 **引用文献**

1) Holt KS：Developmental Paediatrics．Butterworth-Heinemann Ltd, 1977

📖 **参考文献**

・前川喜平：正常発達のバリエーション．前川喜平(編著)．乳幼児健診における境界児の診かたとケアのしかた．診断と治療社，1997：74-89
・前川喜平：正常発達の個人差と種々のパターン．前川喜平，小枝達也(編)．写真でみる乳幼児健診の神経学的チェック法 改訂7版．南山堂，2007：211-226

（前川喜平）

第Ⅰ章　乳幼児の発育と発達

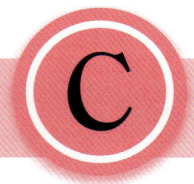

C 身体発育の正常と異常

　発育は小児の大きな特性の1つであり，小児の正常な発育は心や身体の健全さの表れである．しかし，慢性的な障害や精神的ストレスなどを受けると発育の障害が認められるため，医療従事者や保育関係者にとっては小児の発育の障害を早期に発見し，早期に介入していくことが肝要である．そのためには，乳幼児健診にて小児の発育が正常か否かを評価することは極めて重要な意義を持つ．

1　乳幼児の正常発育

　出生時の新生児の身長は約50 cmであり，1年間で約25 cm伸びて1歳時には約75 cmになる．その後1～2歳までの1年間で約10 cm，2～3歳までの1年間では約8 cm，3～4歳までの1年間は約7 cm伸びて，4歳時の平均身長は男女とも約100 cmとなる．
　体重の変化のパターンも身長と似た傾向を示す．すなわち，出生時平均3,200 gで生まれた新生児は3か月で約2倍，1年で約3倍と体重増加を示すが，以後，1～2歳，2～3歳，3～4歳までの1年間はほぼ一定の割合で体重増加がみられる．その結果，1歳時には9～10 kg，2歳時には11.5～12 kg，3歳時には13.5～14 kg，4歳時には15～16 kgの体重を示す．
　また，新生児の頭囲に関しては，出生時には33 cmであるが，その後満1歳で45 cm，3歳で50 cmとなっていく．新生児の胸囲は頭囲より小さく，生後1か月で等しくなり，満1歳で45 cm，3歳で51 cmとなる．

2　身体発育の指標

　乳幼児期も含め，小児の成長評価は身体計測値が暦年齢に応じた範囲にあるか，またはその発育の経過が適切であるかにより判定される．身体計測の項目には身長，体重，頭囲，胸囲があるが，身長は全身発育の指標として，体重は栄養状態の指標としてよく用いられる．そして，実際に成長評価を行う場合には成長曲線が有用なツールとなる．成長曲線とは，個人の年齢ごとの身長，体重，頭囲などの身体計測値をつないだ曲線であり，成長の速度を視覚的にとらえることができる．成長曲線には標準偏差（standard deviation：SD）曲線とパーセンタイル曲線の2種類がある．
　SD曲線は調べたいデータが正規分布をしているとみなして作成する成長曲線であり，横断的成長曲線と縦断的成長曲線に分けられる．横断的成長曲線は，ある年の小児の身長・体重のデータを多数集めて，各年齢の平均値と±1SD，±2SDの値をつないだものであり，小児科臨床においてはよく用いられている．0歳～18歳までの統一的な成長曲線と0か月～24か月までで頭位も含めた成長曲線の2種類が，それぞれ男子，女子別に作成されている（図1，2）．縦断的成長曲線に関しては本稿では省略する．
　次にパーセンタイル曲線とは，調べたいデータ（身長や体重など）の分布を問わず，何％の

C ◼ 身体発育の正常と異常

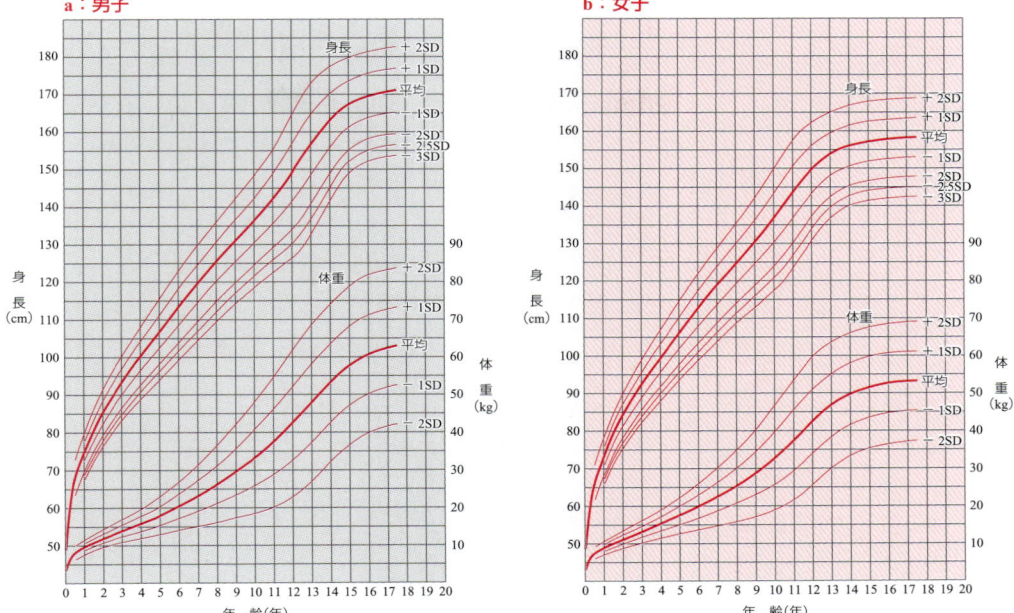

図1│横断的標準身長・体重曲線（0〜18歳）2000年度版
［平成12年度乳幼児身体発育調査報告書（厚生労働省）および平成12年度学校保健統計調査報告書（文部科学省）に基づき立花ら作成(2005年)より引用］

人がこの値よりも下に存在するかという点を連ねてできる曲線をいう．通常 3％，10％，25％，50％，75％，90％，97％ の 7 本の基準線が描かれている．たとえば身長で 3 パーセンタイル値は，同じ年齢の子ども100人を身長の低いほうから順に並べた場合，低いほうから数えて 3 番めにあたる身長を意味している．図3 に男女別の身体成長パーセンタイル曲線を示す．

日本で母子健康手帳に記載されている成長曲線（身長，体重，頭囲，胸囲）にはパーセンタイル曲線が用いられているが，一般臨床の場においては，もっぱら SD 曲線，とくに横断的成長曲線を用いることが多い．いずれも成長曲線を描く場合は，図の横軸の測定時の年月齢（正確に何歳何か月）にあたるところからまっすぐ上に線を延ばし，縦軸（身長や体重などの測定値）の線と交わる点をプロットし，点と点を線で結ぶことにより作成していく（図2）．継続して記載することが重要である．

3　身体発育の異常

ⓐ 身長の評価

身長に対する実際の評価としては，標準偏差による方法（SD スコア法）とパーセンタイルによる方法がある．SD スコアは（実測身長 − 標準身長）÷ 標準偏差にて算出される．Mean ± 2SD を正常範囲と考え，標準身長の − 2SD 以下を低身長，＋ 2SD 以上を高身長と定義している．横断的データによる男女別の標準身長表を 表1 に示す．一方パーセンタイル法では，3〜97 パーセンタイルが正常範囲であり，通常 3 パーセンタイル以下を低身長と定義する．3 パーセンタイルは，SD スコア法では − 1.88SD に相当する．したがって，健診で − 2SD 以下ある

第Ⅰ章　乳幼児の発育と発達

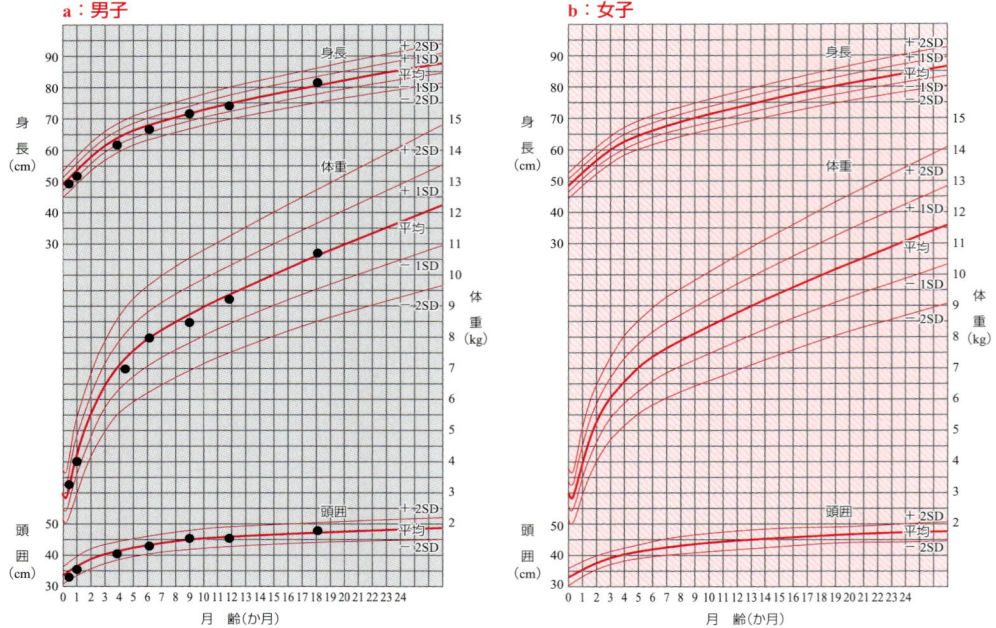

図2 横断的標準身長・体重曲線（0〜24か月）2000年度版
aのように月齢ごとに身長，体重，頭囲をプロットして作成する．
［平成12年度乳幼児身体発育調査報告書（厚生労働省）および平成12年度学校保健統計調査報告書（文部科学省）に基づき立花ら作成（2005年）より引用］

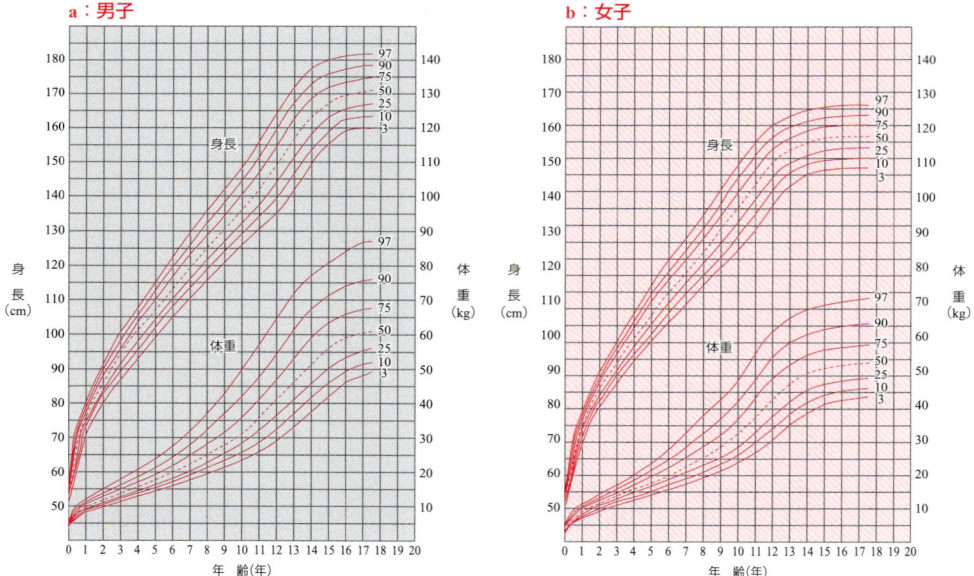

図3 身体成長パーセンタイル曲線
［平成12年度乳幼児身体発育調査報告書（厚生労働省）および平成12年度学校保健統計調査報告書（文部科学省）に基づき村田ら作成（2002年）より引用］

表 1-a 標準身長表（男子）

暦年齢	標準身長	標準偏差	暦年齢	標準身長	標準偏差	暦年齢	標準身長	標準偏差
0.0	49.0	2.1	6.0	113.3	4.8	12.0	149.1	7.6
0.1	53.9	2.5	6.1	113.9	4.8	12.1	149.7	7.7
0.2	58.0	2.7	6.2	114.4	4.8	12.2	150.4	7.8
0.3	61.1	2.9	6.3	115.0	4.9	12.3	151.0	7.8
0.4	64.0	2.8	6.4	115.6	4.9	12.4	151.6	7.9
0.5	66.4	2.6	6.5	116.1	4.9	12.5	152.3	8.0
0.6	67.9	2.5	6.6	116.7	5.0	12.6	152.9	8.1
0.7	68.9	2.4	6.7	117.2	5.0	12.7	153.5	8.0
0.8	70.1	2.5	6.8	117.7	5.0	12.8	154.1	8.0
0.9	71.8	2.5	6.9	118.2	5.0	12.9	154.7	8.0
0.10	72.9	2.6	6.10	118.6	5.0	12.10	155.3	7.9
0.11	73.8	2.6	6.11	119.1	5.0	12.11	155.9	7.9
1.0	74.9	2.6	7.0	119.6	5.1	13.0	156.5	7.9
1.1	75.9	2.5	7.1	120.1	5.1	13.1	157.0	7.8
1.2	77.0	2.6	7.2	120.6	5.1	13.2	157.6	7.8
1.3	78.0	2.6	7.3	121.1	5.1	13.3	158.2	7.8
1.4	78.9	2.8	7.4	121.5	5.1	13.4	158.8	7.8
1.5	79.8	3.4	7.5	122.0	5.1	13.5	159.4	7.7
1.6	80.5	3.4	7.6	122.5	5.1	13.6	160.0	7.7
1.7	81.3	3.0	7.7	123.0	5.2	13.7	160.5	7.6
1.8	82.3	3.0	7.8	123.4	5.2	13.8	160.9	7.5
1.9	83.5	3.6	7.9	123.9	5.2	13.9	161.4	7.4
1.10	84.4	3.3	7.10	124.4	5.2	13.10	161.8	7.3
1.11	85.0	2.8	7.11	124.8	5.3	13.11	162.3	7.2
2.0	85.5	3.0	8.0	125.3	5.3	14.0	162.8	7.1
2.1	86.0	3.1	8.1	125.8	5.3	14.1	163.2	7.0
2.2	86.5	3.2	8.2	126.2	5.3	14.2	163.7	6.9
2.3	87.0	3.3	8.3	126.7	5.4	14.3	164.1	6.8
2.4	87.7	3.3	8.4	127.2	5.4	14.4	164.6	6.7
2.5	88.4	3.3	8.5	127.6	5.4	14.5	165.0	6.6
2.6	89.2	3.3	8.6	128.1	5.5	14.6	165.5	6.5
2.7	89.9	3.3	8.7	128.6	5.5	14.7	165.8	6.4
2.8	90.6	3.3	8.8	129.0	5.5	14.8	166.0	6.4
2.9	91.3	3.3	8.9	129.5	5.5	14.9	166.3	6.3
2.10	91.9	3.4	8.10	129.9	5.5	14.10	166.5	6.3
2.11	92.5	3.5	8.11	130.4	5.6	14.11	166.8	6.2
3.0	93.2	3.6	9.0	130.9	5.6	15.0	167.1	6.2
3.1	93.8	3.6	9.1	131.3	5.6	15.1	167.3	6.1
3.2	94.4	3.7	9.2	131.8	5.6	15.2	167.6	6.1
3.3	95.0	3.8	9.3	132.2	5.7	15.3	167.8	6.0
3.4	95.6	3.8	9.4	132.7	5.7	15.4	168.1	6.0
3.5	96.2	3.8	9.5	133.1	5.7	15.5	168.3	5.9
3.6	96.8	3.8	9.6	133.6	5.7	15.6	168.6	5.9
3.7	97.3	3.8	9.7	134.1	5.8	15.7	168.7	5.9
3.8	97.9	3.8	9.8	134.5	5.8	15.8	168.9	5.9
3.9	98.5	3.8	9.9	135.0	5.8	15.9	169.0	5.9
3.10	99.1	3.9	9.10	135.4	5.9	15.10	169.1	5.9
3.11	99.7	4.0	9.11	135.9	5.9	15.11	169.2	5.8
4.0	100.4	4.1	10.0	136.4	5.9	16.0	169.4	5.8
4.1	101.0	4.1	10.1	136.8	6.0	16.1	169.5	5.8
4.2	101.6	4.2	10.2	137.3	6.0	16.2	169.6	5.8
4.3	102.2	4.3	10.3	137.7	6.0	16.3	169.7	5.8
4.4	102.7	4.3	10.4	138.2	6.1	16.4	169.9	5.8
4.5	103.1	4.2	10.5	138.6	6.1	16.5	170.0	5.8
4.6	103.6	4.2	10.6	139.1	6.1	16.6	170.1	5.8
4.7	104.0	4.2	10.7	139.6	6.2	16.7	170.2	5.8
4.8	104.5	4.1	10.8	140.1	6.3	16.8	170.2	5.8
4.9	104.9	4.1	10.9	140.7	6.4	16.9	170.3	5.8
4.10	105.5	4.2	10.10	141.2	6.5	16.10	170.3	5.8
4.11	106.0	4.3	10.11	141.7	6.6	16.11	170.4	5.8
5.0	106.6	4.4	11.0	142.2	6.6	17.0	170.5	5.8
5.1	107.2	4.4	11.1	142.7	6.7	17.1	170.5	5.8
5.2	107.7	4.5	11.2	143.2	6.8	17.2	170.6	5.8
5.3	108.3	4.6	11.3	143.8	6.9	17.3	170.6	5.8
5.4	108.9	4.6	11.4	144.3	7.0	17.4	170.7	5.8
5.5	109.4	4.6	11.5	144.8	7.1	17.5	170.7	5.8
5.6	110.0	4.7	11.6	145.3	7.1	17.6	170.8	5.8
5.7	110.5	4.7	11.7	145.9	7.2			
5.8	111.1	4.7	11.8	146.6	7.3			
5.9	111.6	4.7	11.9	147.2	7.4			
5.10	112.2	4.7	11.10	147.8	7.4			
5.11	112.7	4.8	11.11	148.5	7.5			

[平成12年度乳幼児身体発育調査報告書（厚生労働省）および平成12年度学校保健統計調査報告書（文部科学省）に基づき立花ら作成（2002年）より引用]

第Ⅰ章 乳幼児の発育と発達

表 1-b 標準身長表（女子）

暦年齢	標準身長	標準偏差	暦年齢	標準身長	標準偏差	暦年齢	標準身長	標準偏差
0.0	48.4	2.1	6.0	112.3	4.4	12.0	149.6	6.3
0.1	53.2	2.2	6.1	112.9	4.5	12.1	150.0	6.2
0.2	57.1	2.4	6.2	113.5	4.6	12.2	150.4	6.2
0.3	60.2	2.3	6.3	114.1	4.6	12.3	150.9	6.1
0.4	62.6	3.0	6.4	114.6	4.7	12.4	151.3	6.1
0.5	64.4	3.3	6.5	115.2	4.8	12.5	151.7	6.0
0.6	66.2	2.7	6.6	115.8	4.9	12.6	152.1	5.9
0.7	67.4	2.5	6.7	116.3	4.9	12.7	152.4	5.9
0.8	68.8	2.5	6.8	116.8	4.9	12.8	152.6	5.8
0.9	70.2	2.5	6.9	117.3	4.9	12.9	152.9	5.8
0.10	71.2	2.5	6.10	117.8	5.0	12.10	153.1	5.8
0.11	72.0	2.5	6.11	118.3	5.0	12.11	153.4	5.7
1.0	73.1	2.7	7.0	118.8	5.0	13.0	153.6	5.7
1.1	74.4	2.8	7.1	119.2	5.0	13.1	153.9	5.6
1.2	75.4	2.5	7.2	119.7	5.0	13.2	154.1	5.6
1.3	76.5	3.0	7.3	120.2	5.1	13.3	154.4	5.5
1.4	77.7	2.9	7.4	120.7	5.1	13.4	154.6	5.5
1.5	78.4	2.7	7.5	121.2	5.1	13.5	154.9	5.4
1.6	79.4	2.8	7.6	121.7	5.1	13.6	155.1	5.4
1.7	80.6	2.7	7.7	122.2	5.2	13.7	155.2	5.4
1.8	81.4	2.6	7.8	122.7	5.2	13.8	155.4	5.4
1.9	82.1	2.8	7.9	123.2	5.2	13.9	155.5	5.4
1.10	83.1	3.2	7.10	123.6	5.3	13.10	155.7	5.4
1.11	83.9	3.0	7.11	124.1	5.3	13.11	155.8	5.4
2.0	84.5	2.8	8.0	124.6	5.4	14.0	156.0	5.4
2.1	85.0	2.9	8.1	125.1	5.4	14.1	156.1	5.3
2.2	85.4	3.0	8.2	125.6	5.4	14.2	156.2	5.3
2.3	85.9	3.1	8.3	126.1	5.5	14.3	156.4	5.3
2.4	86.6	3.2	8.4	126.5	5.5	14.4	156.5	5.3
2.5	87.3	3.3	8.5	127.0	5.5	14.5	156.7	5.3
2.6	88.0	3.4	8.6	127.5	5.6	14.6	156.8	5.3
2.7	88.6	3.4	8.7	128.0	5.6	14.7	156.8	5.3
2.8	89.3	3.5	8.8	128.5	5.7	14.8	156.9	5.3
2.9	90.0	3.6	8.9	129.0	5.7	14.9	156.9	5.3
2.10	90.7	3.7	8.10	129.5	5.8	14.10	157.0	5.3
2.11	91.4	3.8	8.11	130.0	5.8	14.11	157.0	5.3
3.0	92.1	3.9	9.0	130.5	5.9	15.0	157.1	5.3
3.1	92.7	3.9	9.1	131.0	5.9	15.1	157.1	5.3
3.2	93.4	4.0	9.2	131.5	6.0	15.2	157.1	5.2
3.3	94.1	4.1	9.3	132.0	6.0	15.3	157.2	5.2
3.4	94.6	4.0	9.4	132.5	6.1	15.4	157.2	5.2
3.5	95.2	4.0	9.5	133.0	6.1	15.5	157.3	5.2
3.6	95.7	3.9	9.6	133.5	6.2	15.6	157.3	5.2
3.7	96.2	3.8	9.7	134.1	6.2	15.7	157.3	5.2
3.8	96.8	3.8	9.8	134.6	6.3	15.8	157.4	5.2
3.9	97.3	3.7	9.9	135.2	6.3	15.9	157.4	5.2
3.10	98.0	3.9	9.10	135.8	6.4	15.10	157.4	5.2
3.11	98.7	4.0	9.11	136.3	6.4	15.11	157.5	5.2
4.0	99.4	4.2	10.0	136.9	6.5	16.0	157.5	5.2
4.1	100.0	4.3	10.1	137.5	6.5	16.1	157.5	5.2
4.2	100.7	4.5	10.2	138.0	6.6	16.2	157.6	5.2
4.3	101.4	4.6	10.3	138.6	6.6	16.3	157.6	5.2
4.4	102.0	4.5	10.4	139.2	6.7	16.4	157.6	5.2
4.5	102.5	4.4	10.5	139.7	6.7	16.5	157.7	5.2
4.6	103.1	4.3	10.6	140.3	6.8	16.6	157.7	5.2
4.7	103.7	4.1	10.7	140.9	6.8	16.7	157.7	5.2
4.8	104.2	4.0	10.8	141.4	6.8	16.8	157.8	5.2
4.9	104.8	3.9	10.9	142.0	6.8	16.9	157.8	5.2
4.10	105.3	4.0	10.10	142.6	6.8	16.10	157.8	5.2
4.11	105.7	4.1	10.11	143.1	6.7	16.11	157.9	5.2
5.0	106.2	4.2	11.0	143.7	6.7	17.0	157.9	5.2
5.1	106.7	4.2	11.1	144.3	6.7	17.1	157.9	5.2
5.2	107.1	4.3	11.2	144.8	6.7	17.2	158.0	5.2
5.3	107.6	4.4	11.3	145.4	6.7	17.3	158.0	5.2
5.4	108.1	4.4	11.4	146.0	6.7	17.4	158.0	5.2
5.5	108.6	4.3	11.5	146.5	6.7	17.5	158.1	5.2
5.6	109.1	4.3	11.6	147.1	6.7	17.6	158.1	5.3
5.7	109.6	4.3	11.7	147.5	6.6			
5.8	110.1	4.2	11.8	147.9	6.5			
5.9	110.6	4.2	11.9	148.4	6.5			
5.10	111.2	4.3	11.10	148.8	6.4			
5.11	111.8	4.3	11.11	149.2	6.4			

［平成12年度乳幼児身体発育調査報告書（厚生労働省）および平成12年度学校保健統計調査報告書（文部科学省）に基づき立花ら作成（2002年）より引用］

いは3パーセンタイル以下の低身長が認められる場合には医療機関への受診が勧められる．その際に健診時年齢での身長の評価だけでなく，成長曲線を用いた身長の経時的な変化も評価することが大切である．それによって，成長障害が認められる場合にその出現時期の把握が可能となり，成長障害をきたすさまざまな疾患の早期発見にもつながっていくと考えられる．

また，成長率による評価も重要である．成長率SDスコアは(1年間の身長の伸び－その年齢の平均成長率)÷標準偏差で算出できる．成長率が－1.5SD以下の年が2年以上続いた場合には成長障害があると考えなくてはならない．

ⓑ 体重の評価

体重については，つねに身長との関連で評価することが必要である．すなわち，肥満度・やせ度として評価する．肥満度・やせ度(%)は，(実測体重－標準体重)÷標準体重×100(%)で求められる．標準体重には，実測身長を標準身長とする年齢に相当する標準体重を用いる場合と，各年齢における身長と体重の相関式から求める方法がある．身長と体重による算定式を以下に示す．

男児では　　$Y = 1.83 \times 10 - 3X^2 - 0.071X + 4.43$
女児では　　$Y = 2.34 \times 10 - 3X^2 - 0.157X + 7.71$
　　　　　　Y：標準体重(kg)，X：実測身長(cm)

上記の算定式により求められた身長別標準体重と各肥満度を表す曲線が肥満度判定曲線である．図4に幼児用の男女別肥満度判定曲線を示す．横軸が身長(cm)に，縦軸が体重(kg)になっている．この肥満度判定曲線を1歳6か月や3歳児健診のときなどで使用し，身長と体重を図の上にプロットすることにより肥満ややせの程度を視覚的にとらえることが可能となる．体型の経時的変化も分かり，年齢と発育との関係もあわせて見ることができる．一般的に乳幼児期では，肥満度が15%以上を肥満，30%以上を高度肥満と定義している．健診にて30%以

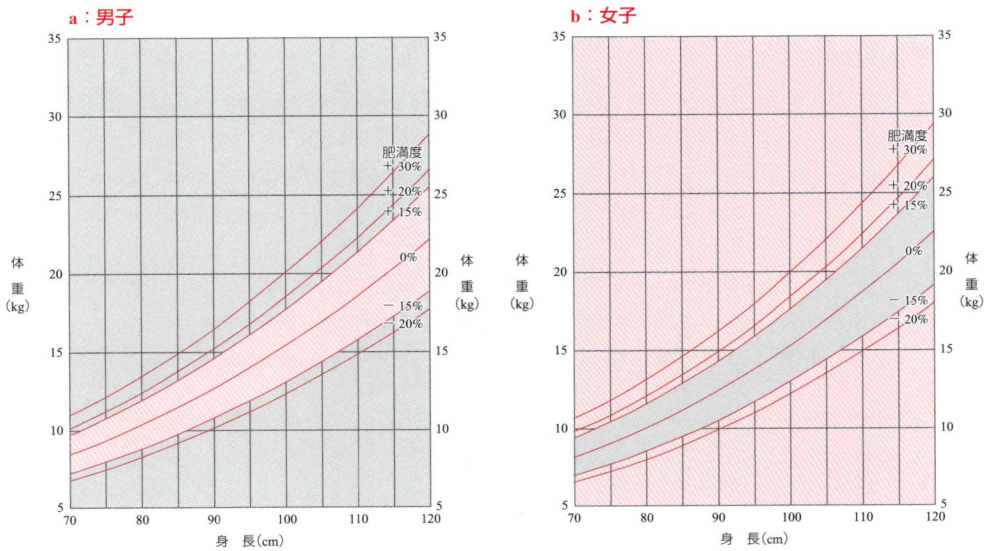

図4　幼児用 肥満度判定曲線
[平成12年度学校保健統計調査報告書(文部科学省)に基づき伊藤ら作成(2005年)より引用]

上の高度肥満が認められる場合には医療機関への紹介が必要である．

また，乳幼児を対象として用いられる体重増加不良（failure to thrive）については，明確な定義はない．乳幼児期のその年齢において期待される体重増加がみられない，あるいは体重減少が認められるといった状態をさす．この場合も医療機関への受診が勧められる．

4 原因疾患

ここでは身体発育の異常を呈する疾患のなかでもとくに問題になりやすい低身長（成長障害），肥満および体重増加不良をきたす疾患について述べる．

ⓐ 低身長（成長障害）をきたす疾患

低身長をきたす疾患は極めて多岐にわたる．表2に原因を示す．低身長で外来を訪れる児の多くは病的な素因を持たないものであり，体質性低身長あるいは家族性低身長などがあげられる．これらのnormal variantでは乳幼児期（3歳まで）や思春期（10歳〜）に成長率の低下を認め，3〜4歳以降の小児期の成長率は保たれていることが多い．次に病的素因を持つ疾患のなかでのおもな鑑別には内分泌疾患，染色体異常，骨系統疾患などがある．内分泌疾患では成長ホルモン分泌不全性低身長症（growth hormone deficiency：GHD），甲状腺機能低下症，思春期早発症が代表的である．図5に乳幼児期に医療機関への受診が必要となる代表的な成長パターンを示す．GHDでは3〜4歳以降に−2SDのラインから徐々に離れていく成長パターンを呈する（図5-a）．後天性の甲状腺機能低下症の場合は，ある年齢まで正常発育をしているが途中から身長の伸びが悪くなり，−2SDのラインからはずれてしまうという特徴的な成長パターンが認められる（図5-b）．脳腫瘍でも同様の成長パターンがみられることがある．一方，思春期早発症では，ある時点から急に身長が伸び始めるが，その後は成長率が鈍化し最終的には低身長になってしまうパターンを示す（図5-c）．次に，染色体異常ではTurner症候群，Prader-Willi症候群が有名であり，骨系統疾患には軟骨無形成症や軟骨低形成症があげられる．ま

表2 低身長をきたす原因

1.	内分泌疾患	成長ホルモン分泌不全性低身長症（GHD），甲状腺機能低下症，思春期早発症，副腎皮質ホルモンの過剰など
2.	染色体異常	Turner症候群，Prader-Willi症候群，Down症候群，18 trisomyなど
3.	奇形症候群	Noonan症候群，Cornelia de Lange症候群，Russel-Silver症候群，Hallerman-Streiff症候群，LEOPARD症候群など
4.	骨系統疾患	軟骨無形成症，軟骨低形成症など
5.	先天性代謝異常症	アミノ酸代謝異常，脂質代謝異常，ムコ多糖症，核酸代謝異常など
6.	慢性疾患	慢性腎障害（腎尿細管性アシドーシス，腎不全），慢性貧血（鎌状赤血球症），先天性心疾患，慢性呼吸器疾患（重症喘息，結核など），消化器疾患（Crohn病や潰瘍性大腸炎など），ビタミン欠乏性くる病，中枢性疾患（脳性麻痺，精神運動発達遅滞，脳腫瘍など）
7.	妊娠中の発育不全	SGA性低身長症
8.	社会・精神的要因	愛情遮断性低身長症
9.	病的原因が認められないもの	体質性低身長，家族性低身長

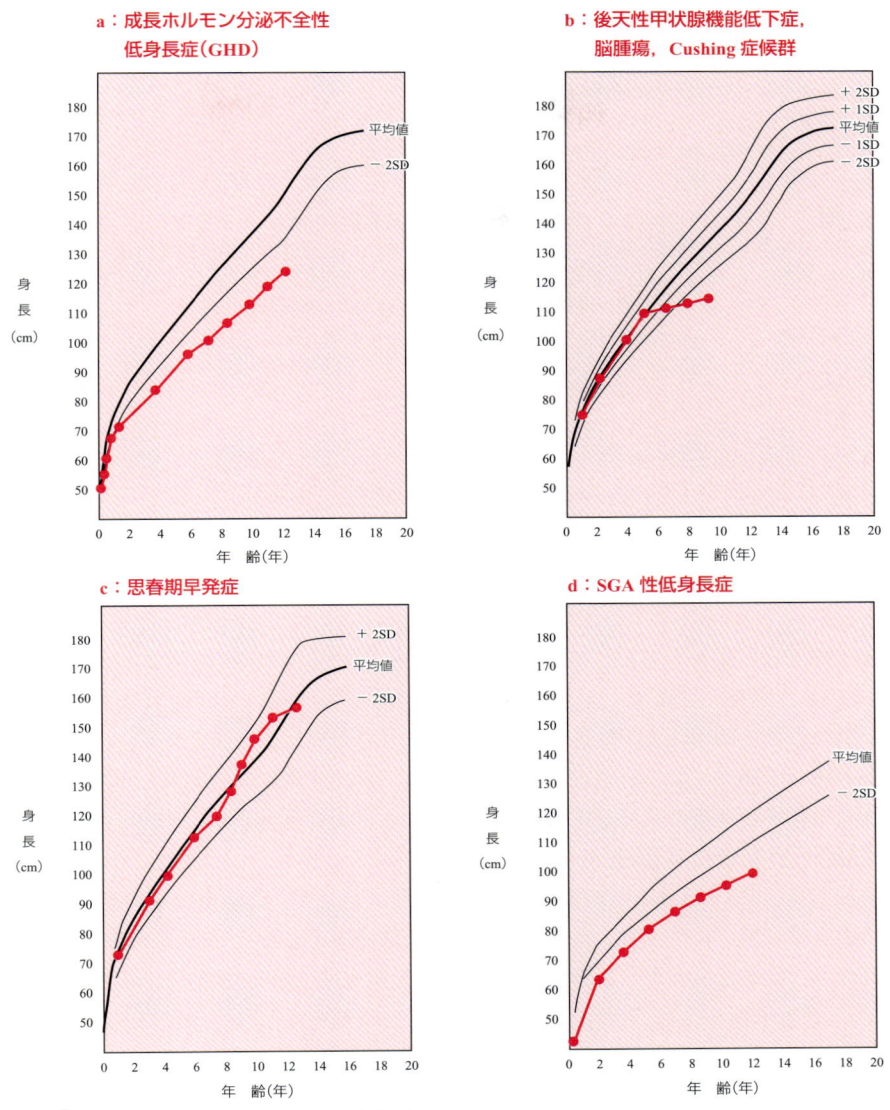

図5 医療機関の受診が必要となる成長パターン

た，腎不全，心不全，Crohn病や潰瘍性大腸炎といった炎症性腸疾患，血液疾患，重症気管支喘息などの慢性疾患においても低身長が生じうることはよく知られている．最近ではsmall for gestational age(SGA)で出生し，catch-upが認められず低身長が持続するSGA性低身長症も注目されている(**図5-d**)．現在，GHD，Turner症候群，Prader-Willi症候群，慢性腎不全に伴う低身長，軟骨無形成症・低形成症，SGA性低身長症において成長ホルモン治療の健康保険適応が認められている．

ⓑ 肥満をきたす疾患

小児肥満をきたす原因疾患を**表3**に示す．小児肥満の大多数は基礎疾患のない単純性肥満である．症候性肥満はまれであるが，遺伝性としてPrader-Willi症候群，Bardet-Biedl症候群な

表3 小児肥満をきたす原因疾患

1. **単純性肥満**
   肥満の原因として明らかな疾病の確認ができないもの
   小児の肥満のほとんどを占める
   一般に,高身長で性発育の促進傾向が認められる
2. **症候性肥満**
   ①遺伝性　　　　Prader-Willi症候群,Bardet-Biedl症候群,Alström症候群など
   ②視床下部障害　頭部外傷後,脳炎・髄膜炎後,Langerhans細胞性組織球症(LCH),脳腫瘍など
   ③内分泌疾患　　Cushing症候群,甲状腺機能低下症,成長ホルモン分泌不全性低身長症(GHD),
   　　　　　　　　偽性副甲状腺機能低下症,多嚢胞性卵巣症候群など
   ④染色体異常　　Turner症候群,Down症候群,Beckwith-Wiedmann症候群など
   ⑤薬物　　　　　蛋白同化ステロイド薬,フェノチアジン,シプロヘプタジンなど
3. **単一遺伝子異常による肥満**
   ①レプチン遺伝子異常
   ②レプチン受容体遺伝子異常
   ③プロオピオメラノコルチン(proopiomelanocortin)遺伝子異常
   ④メラノコルチン4受容体(MC4R)遺伝子異常
   ⑤プロホルモンコンバターゼ1(PC1)遺伝子異常
   ⑥PPARγ2遺伝子異常

ど,視床下部障害によるものとして脳腫瘍,Langerhans細胞性組織球症(Langerhans cell histiocytosis:LCH),脳炎・髄膜炎や頭部外傷,内分泌疾患としてはCushing症候群,甲状腺機能低下症,GHD,偽性副甲状腺機能低下症などの可能性を考慮する.また,レプチン遺伝子異常などの単一遺伝子異常による肥満も報告されている.幼児肥満は成人肥満と相関がみられることから,食事指導と運動の奨励が成人肥満を予防するうえで重要である.

ⓒ 体重増加不良をきたす疾患

　体重増加不良(failure to thrive)の原因も非常に多岐にわたる.大別すると栄養不足(不適切な栄養補給・食事習慣,行動異常,ネグレクト,摂食機能障害など),栄養吸収障害(吸収不良症候群,肝障害,炎症性腸疾患,短腸症候群など),代謝亢進(甲状腺機能亢進症,慢性疾患,感染症など),栄養利用不全(先天性疾患・遺伝疾患,代謝疾患など)に分類される.

* * * * * * * * *

　乳幼児の身体発育の正常と異常について概説した.乳幼児健診を通して,すべての乳幼児が身体的,精神的および社会的に最適な成長・発達を遂げることができるよう継続的な支援を行っていくことが必要であろう.

📖 参考文献

・岡田義昭(監):成長異常疾患ガイドブック.診断と治療社,1992
・田中敏章:成長障害の臨床　改訂版.メディカルレビュー社,2004
・衛藤義勝(編):症候からみた小児の診断学.小児科診療　2007:**70**(増)

（宮田市郎）

D 心理発達の評定

　健診の場において心理職は，知的発達の領域で障害との境界にある子どもと，社会性や対人関係の領域における境界児への対応に高い関心を持っている．このような子どもに関心を持つのは，これらの心理発達の境界児に対して発達早期からの対応が適切になされると，発達の障害を軽くできる可能性があるからである．一方これとは逆に，家族や保育園・幼稚園での対応が不適切であると，社会性や対人関係の面で二次的な問題が生じることがあるからである．また，社会性・対人関係の領域において正常発達の道筋から微妙にずれた発達をしている子どもの場合，親子に早期から対応することによって発達の歪み[※1]を修正できる可能性がある．しかし親や周りの人の理解が得られない場合には対応が遅れ，子どもと接している母親の子育ての苦労を強めることがある．さらに，親や周囲の大人が間違った対応をすることによって，知的発達の遅れ[※2]を生じさせたり，二次的に行動的問題を生じさせることが考えられるからである．以上の考えから，健診時に明らかな特徴を呈する前の境界状態の段階でこのような子どもに気づき，親子への対応を始めることは重要なことである．

　本稿では，このような観点から心の発達の評定の方法である遊びの観察や発達検査・知能検査の使い方などについて述べるとともに，対応へとつなげる過程で留意することについて述べることにする．なお3〜4か月児健診，1歳6か月児健診，3歳児健診などそれぞれの健診における評定のポイントはⅡ章のそれぞれの項において詳しく述べられているので，ここでは全般的に述べることにする．

1　発達の評定方法

　心理発達を評定する方法としては，表1に示したように，「子どもの行動観察」「親子関係の観察」「親からの情報収集」「発達検査・知能検査」をあげることができる．ここでは，「子どもの行動観察」「親子関係の観察」「親からの情報収集」について述べる．

ⓐ 子どもの行動観察

　子どもの行動観察では，表1に示したような内容に注目して資料[※3]を集める．とくに社会性・対人関係の領域における境界児の微妙な特徴の資料は，行動観察から得られるものが多い

[※1] **発達の歪み**：正常な発達の道筋から外れて発達する場合と，発達領域相互間に遅延やバランスの悪さがみられることをいう．たとえば，人の感情を誤って認知するように発達する，あるいは，人からのかかわりを求めるのに相手が嫌がる行動を使うやり方に磨きをかけるなどは，正常な発達の道筋から外れているといえる．また，人とのコミュニケーションに使う言葉は発達しないが知的な情報を一方的に伝える機能の言葉は発達する，あるいは，知的な能力はそれなりに発達しているにもかかわらず象徴的な遊びができないなどは，発達相互間のバランスの悪さといえる．
[※2] **発達の遅れ**：言葉の発達が遅い，運動発達が遅いなど，正常な発達の道筋に沿っているが発達の進行に遅れがみられる場合をいう．
[※3] **資料**：親子の行動観察，親面接，発達検査・知能検査によって得られた言語報告，記述的情報，あるいは数値結果すべてをまとめて「資料」ということにする．

第Ⅰ章　乳幼児の発育と発達

表1　心理発達の評定の方法

評価方法	具体的内容
子どもの行動観察	**人とのかかわり** 　人への興味と警戒，人への要求の出し方，感情の出し方と共感 　遊びの共有，おもちゃの共同注視・共同注意，おもちゃの共同使用 **遊び方** 　おもちゃ・物とのかかわり方，かかわりの持続性，注意の深さと持続 　遊び方，遊びの発達程度 **言語・知的能力** **情動表現・情動コントロール** 　感情の表現，表現する感情の種類 　興奮の調整，興奮を鎮めるための方法（人を使うかどうか）
親子関係の観察	**子ども側** 　親に対する関心，親へのアタッチメント，親への要求の出し方 　親の使い方（とくに不安に対して親を使うか） 　親との共感，共同注意 **親側** 　子どもの遊びへの関心，遊びへの同調 　子どもへの共感，情緒的応答性，子どもと接している際の楽しさ 　子どもの行動の制御能力・制御方法 　子どものいらいらに対する親自身の感情制御 　子どもの内面への関心（「この子はこんな気持ちでいると思う」など） 　親の疲労感 **親子の間の関係性** 　①お互いに交互にやりとりがなされている関係 　②どちらがやりとりを始めるかという支配権をめぐる争いが続いている関係 　③親が子どもをしがみつかせ，子どもは親にしがみつく関係 　④親が子どもにしつこくかかわり，子どもは回避する関係 　⑤互いに回避的な関係 　⑥子どもが親を振り回し，親は困っているが振り回される関係 　⑦親が子どもを強制的に動かそうとし，子どもは頑固に拒否する関係
親からの情報収集	**現時点で子どものことで気になること，心配なこと，困っていることの有無と内容** 　現時点での対応方法，相手の仕方 　これまでの対応方法，相手の仕方の推移 　子どもの育てやすさ，むずかしさ **生育歴** 　乳児期からの親子関係，情緒的交流，人とのかかわり方 　情動調節のやりやすさ，むずかしさ，活動性，行動特徴，遊び，言葉の発達 **子育て環境** 　子育ての楽しさ，不安 　子育て支援の有無（夫婦の助け合い，地域の子育て支援の利用，親戚・友人関係）
発達検査，知能検査	各種質問紙式検査，実施式検査

ので，行動観察は重要である．そのため，健診の場のスペースに余裕があるなら，子どもの遊び場を設定し，遊びや他児との付き合い方を観察できることが望まれる．

1）人とのかかわり

　健診の場は，子どもにとっては1つの緊張場面である．子どもがその状況のなかで生じる不安や緊張を親との関係でどのように鎮め，同時に健診のスタッフや他の子にどのように視線を向け，また関心を示してかかわるのかを観察することは，対人関係の発達をみるのに重要であ

る．さらに，後述する遊び方とも関係するが，人とのかかわりに関しては，子どもが他の子の持っているおもちゃに関心を示してどのようにその子に近づくか，あるいは，他の子の遊びにどのように関心を示すか，一緒に遊ぶかどうかについて観察する．なお親の使い方や人とのかかわり方，子ども同士の遊び方は，子どもの月齢や年齢によって異なるので，これらの点の発達のプロセスと発達段階ごとの知識を身につけておいたうえで，観察資料を評定する必要がある．

2）遊び方

物やおもちゃを使っての遊び方を観察することは，知的発達と前述した人とのかかわり方，そして後述する情動表現の評定に役立つ．知的発達に関しては，おもちゃとどのようにしてかかわり，それがどの程度長く続いているか，遊びは，感覚・運動的遊びから，機能的遊び，そして象徴的遊びのどの段階に達しているのかをみることになる．おもちゃに興味を持ち，長く遊び続けているなら，一般的には知的活動は活発であるといえる．また，遊びが年齢相応に，機能的遊びや次の象徴的遊びに達しているなら，遊びから判断できる知的能力の発達は良好であるといえる．

情動表現の評定に関しては，遊び方を見ていて，遊びに没頭しているまじめな表情から，楽しさを感じた嬉しそうな表情と感情表現があり，そしてまたまじめに遊びに没頭している表情に戻るリズムがあるなら，その子の情動表現は豊かであり，発達が良いといえる．もしも黙々と表情を変えずに遊びが続くようであるなら，遊びに集中しやすいともいえるが，一方ではその子どもは，緊張や不安が高いか，遊びの楽しさを親や他の人と共有することが少ない面があるともいえる．

3）言語・知的能力

親や健診のスタッフに対して子どもが発する声や話す言葉について観察し，言語発達の程度について評定する資料を得る．また，親やスタッフの言葉による指示の理解の程度，指示に従っての動き方，遊びの発達段階の評定から，知的発達の大まかな資料を得ることができる．

4）情動表現・情動コントロール

親やスタッフ，他の子どもとのかかわりを観察していて，嬉しい，不安，楽しい，怒りなどがどの程度自然に表出しているかをみることによって，感情表現の発達と正常さをみることができる．体に力を入れて突っ張るようにしたり，手をリズミカルに常同的に打ち合わせたりして嬉しさを表すのは，正常な感情表現ではない．また不安そうであるにもかかわらず，親に近づかず，うつろな表情をして動きが止まっていたり，多動気味に落ち着きなく動き回る子どもは，不安の表現と対処の仕方では気になる子どもといえる．

他には，泣いたときの泣き方，それをなだめたときの泣きやみ方は，情動制御や興奮の調整の程度を把握するうえで重要である．親子関係が安定していて，興奮したときに親になだめてもらって興奮が鎮まる体験を多くしている子どもは，泣いても泣きやみやすい．それに対して，親子関係が不安定で，十分になだめてもらうことが少ない子どもは，泣き方がはげしく，泣きやみにくい．

ⓑ 親子関係の観察

親子関係の観察では，子ども側の行動については，親に対する子どもの関心，親への要求の仕方，親との共感など，アタッチメントの形成の程度，アタッチメントの質，親子関係のやり

とりの特徴に注目して資料を集めることになる．これらは知的発達と社会性・対人関係の発達に影響を与えるだけでなく，知的発達の障害と，社会性・対人関係の障害がこれらの親と子の関係のなかに映し出されるからである．子ども側についてもっとも気をつけてみたい点は，健診の場面で生じた不安をどのようにして鎮めるかという点である．子どもが親の顔を見たり，親に抱かれたりして不安を鎮めるのか，それとも落ち着きなく動き回ることで対処するのか，不安を鎮めることができずに泣きわめき続けるのか，あるいは不安を感じていないかのように親から離れて動き回り，親の指示を聞けないのか，などである．

　一方，子どもに対する親側の行動としてもっとも注目したいことは，子どもへの情緒的応答性である．これは，社会性・対人関係の発達に影響を与える重要な因子であるが，同時に子どもに対する親の関心や，親の子育ての疲労感，抑うつを反映しているからである．したがって，子どもが境界児であるために，母親が子どもの相手をするのに疲れていることも，境界児に気づく母親側からのサインの1つとなる．また，親自身の感情制御の様子にも注目したい．これは子どもの興奮の調整，感情発達に影響し，落ち着きのなさや衝動的な行動につながることがあるからである．

　この他に気をつけてみたいのが，親子の間にみられる関係性の特徴である．子どもから親への関係，親から子どもへの関係それぞれも重要であるが，この関係性は，両者の間につくられている関係の特徴のことである．この関係性は，子どもの年齢が高くなっても親子が調整して変えない限り持続する特徴であるとされている．**表1**に関係性の例をいくつか示してある．①は安定しているわかりやすい関係性の例であるが，②〜⑦はむずかしい関係性の例である．子どもの障害によってはこのようにバランスの悪い関係性がみられることが多い．

　なお，前述の子どもの行動観察と親子関係の観察は，心理職だけが行うものではない．健診に参加しているスタッフから得られる観察資料も貴重な情報となる．身体計測を行う場面で，保健師が観察した子どもの状態や親子のやりとり，歯科健診のときの歯科衛生士からの情報などが子どもと親の状態を理解するのに役立つ．このようなことを考えると，健診終了後に健診に参加したスタッフが集まってカンファレンスを開くことができるのが望ましいといえる．

ⓒ 親からの情報収集

　子どもの行動や親子関係を観察しても，すべてのことが把握できるわけではない．得られた資料は貴重ではあるが，現時点での状態であり，健診場面という限られた状況での資料である．そのため，健診の場では得られない子どもの状態や親子関係，子育て環境については親との面談によって情報を集めることになる．

　表1に主なポイントを示してあるが，子どものことで気になること，困っていること，子どもの育てやすさについて聞くことは，子どもを理解するうえで重要である．5歳児になって初めて発達障害が明らかになった子どもの親の資料では，親が子育ての過程で「育てにくい」と感じていたことが確認されている[1]．育てにくさの具体的な内容は，「指示が入りにくい（指示をすぐに理解できない）」「落ち着きがない」「かんしゃくを起こす」であったという．このような親子では，親子関係の観察のところで述べたむずかしい関係性が顕著になっていることが想像される．

　さらに，発達を把握するためには現時点での状態だけでなく，これまでの発達の状態も理解する必要がある．そのためには生育歴を聞く必要がある．たとえば，親子関係・情緒的交流・

人とのかかわりに関しては，表2に示したような事柄を念頭に置いて面接をすることになる．ただし，これらをすべて順番に質問して情報を集めるということではない．まずは親が一番困っていることに関係した領域で一番近い内容から，具体的に話を聞かせてもらうようにするのがよい．そのやり方のほうが親も話しやすい．その後，現在に近い情報からより前の時期へとさかのぼって話を進めていくことになる．つまり，こちらが一方的に理解するための面接ではなく，親と一緒に子どものことを理解するための，共同の探求作業なのである．表2に示していない事柄についても要領は同じである．そのうえで得られた資料から現時点までの発達の流れをつなげて，継続している発達の過程のなかで子どもの発達状態を理解しなければならない．このような見方で理解すると，現時点で困ったようにみえる子どもの行動であっても，発達が進行するなかで出現している意味ある行動であるとわかることがある．

以上のことに加えて，子育て環境について理解するための資料も入手したい．これについては親との面談から情報を得るようにするが，親からの情報だけでなく，保健師が家庭訪問を行い，それによって得られた情報も重要である．子どもの行動には親子関係だけでなく，家族関

表2 | 生育歴で聞く内容：親子関係・情緒的交流・人とのかかわりに関して

領域	内容
妊娠中の親子関係	● 妊娠の喜びや不安，妊娠の予定との一致やずれ，心の準備 ● 胎動を感じたときの気持ち，夫婦関係
乳児期の子どもの様子	● 泣きの程度と泣きやみやすさ，機嫌の良さ・悪さ ● 睡眠・覚醒リズムの安定・不安定，活動性（活発，おとなしい） ● 母乳やミルク飲みの良さ・悪さ ● 甘える・甘えない，人見知りの有無と程度，後追いの有無と程度
乳児期の親の体験・対応	● 子どもと一緒にいるときの心地よさ ● 親子が2人でゆったりとした気分にどっぷりと浸っていた時期の有無 ● どのように子どもの相手をしたか・どのようなことをして遊んだか ● 育てやすい子どもであったか・育てにくかったか ● 子育ての楽しさ・不安，困った時のサポート・手助けの有無，夫婦の協力 ● 子育て以外の焦りや不安
幼児期の子どもの様子	● 不安なときに子どもはどのようにして親に助けを求めてくるか ● 親にどのように甘えてくるか，親にどのように自己主張するか ● 下の子ができたときの反応（やきもち，平気，お世話，赤ちゃん返り），きょうだいとの親の取り合い ● 隠れて親に探させる，親に追いかけさせるなどの行動の有無 ● 親から離れて友達と遊ぶ体験の程度 ● 幼稚園・保育園に入園時の年齢，親から初めて離れたときの様子，迎えに行ったときの様子，園への慣れ方・適応状態 ● 園にいるときの友達との遊び，ひとりでいるときの遊び，家にいるときの遊び
幼児期の親の体験・対応	● 自分の子どもをどのような子どもだと思うか ● 子どもは自分をどのような親だと思っていると思うか ● 子どもとすごすときの気持ち ● 甘えてくるとどのような気持ちがするか，またどのように対応しているか ● 子どもが自己主張してくるとどのような気持ちになるか，またどのように対応しているか ● 子どもがいうことを聞かないとどのような気持ちになるか，またどのように対応しているか

係が影響していることがあるので，子育て環境全体を理解するのである．また，虐待の影響によって正常に発達が進まず境界状態になってしまうこともあるので，家庭環境を知ることは大切である．

2 発達検査・知能検査

知的発達や社会性・対人関係の発達を把握するために，発達検査や知能検査が使われる（表3，4）．ただし，親や子どもの心構えが不十分な健診の場でいきなり検査を実施することは少なく，多くは健診後の継続相談の過程で実施するのが普通である．しかし，必要な場合には親の承諾を得たうえで，健診の場で簡易式の検査が実施されることになる．

ⓐ 発達検査

簡易的な発達検査としては，遠城寺式乳幼児分析的発達検査やデンバー発達判定法（DENVER Ⅱ）がある．どちらも運動発達から知的発達や社会性・対人関係の発達まで幅広く評定できるとともに，検査時間が短いという利点がある．また，遠城寺式乳幼児分析的発達検査では発達グラフを描くことができ，またDENVER Ⅱでは検査項目がわかりやすく図示されており，そこに結果を書き込むので，検査結果と今後の発達の進行方向を親に説明するのに便利である．なおこれらの検査は，スクリーニングとしての役割である．

健診後の継続相談の場では，発達状態を詳しく評定するために各種検査が施行される．実施

表3 発達検査

検査名	適用年齢	特徴
遠城寺式乳幼児分析的発達検査（九州大学小児科改訂版）	0か月〜4歳8か月	運動（移動運動，手の運動），社会性（基本的習慣，対人関係），言語発達（発語，言語理解）の6領域から構成されている．通過率は60〜70％前後である．結果は各領域の得点と発達グラフでみることができる．検査に時間がかからない利点がある．
DENVER Ⅱ	0か月〜6歳	発達指数は算出しない．粗大運動，微細運動・適応，個人・社会，言語の4領域でみる．全体判定は正常，異常，疑問で評定される．あくまでもスクリーニングがこの検査の目的である．検査に時間がかからない利点がある．なお本検査については，妥当性，信頼性研究がまだ行われていないという問題がある．
津守・稲毛式乳幼児精神発達診断法	1か月〜7歳	運動，探索・操作，社会，生活習慣，言語の5領域で構成されている．通過率は60％前後である．結果は各領域の発達年齢と，5領域の発達輪郭表でみることができる．社会性や対人関係の発達に加えて，使える尺度が少ない自我の発達をみるときにも役立つ．質問式であるので，親と一緒に子どもの発達状態を確認するときに使える．
新版K式発達検査	0か月〜14歳	適用年齢が広いので，長期の継続指導を行っていく際に便利である．姿勢・運動，認知・適応，言語・社会の3領域で構成されており，各領域ごとの発達年齢，発達指数と全領域の発達年齢，発達指数をみることができる．ただし，通過率が50％であるために評価が厳しく出ることを認識しておく必要がある．
MCCベビーテスト	2か月〜2歳6か月	田中ビネー知能検査を使用する前の検査として位置づけられている．精神年齢，発達指数をみることができる．

するに先だって，親に対する十分な説明が必要であることはいうまでもない．発達の状態と親自身が子どもの状態をどのように理解しているかについて調べるのであれば，質問式の津守・稲毛式乳幼児精神発達診断法は使いやすい．親からの報告によって評定するので評定の正確さに限界があるが，結果に基づいて発達の現状と今後の発達の進行方向を親に説明し，親が子どもの発達の状態を全体的に理解するのに役立てることができる．なお，この検査の社会性の領

表4｜知能検査

検査名	適用年齢	特徴
WPPSI	3歳10か月〜7歳1か月	言語性検査5つ，動作性検査5つ，計10の下位尺度から構成されている．結果は，言語性知能指数と動作性知能指数，全検査の知能指数で得られる．知能指数は偏差知能指数の考えを用いているため，その子どもの属する年齢群の成績を基準にして［(個人の得点 − 同一年齢集団の平均得点) ÷ 同一年齢集団の標準偏差 × 15 + 100］で算出される．下位尺度のプロフィールを描くことで知能構造を詳細にみることができる．なお，検査の実施に時間がかかることに注意する必要がある．また妥当性について確認されていないことと，信頼性が高くないという指摘がある．
田中ビネー知能検査Ⅴ(田中ビネー知能検査の2003年改訂版)	2歳〜成人	知能指数は14歳までは(精神年齢 ÷ 暦年齢 × 100)で算出される．知能構造を詳細にみることはできないが，検査項目が年齢別に段階を追って構成されているので，個人の発達の程度と推移をみるのにわかりやすい．また検査の実施に時間がかからないので，落ち着きのない子どもには使いやすい．
K-ABC 心理・教育アセスメントバッテリー(K-ABC日本版)	2歳6か月〜12歳11か月	知能を「問題を解決し情報を処理する個人の認知処理様式」ととらえる考えから，認知処理過程と習得度を測定することを目的につくられた検査である． 継時処理尺度，同時処理尺度，認知処理過程尺度，習得度尺度の4つの尺度から構成されている．この4つの尺度の前者3つは問題解決に関する能力を測定できる．また，言語反応を使えない難聴児や言語障害児のための非言語性尺度もある．下位尺度は手の動作，数唱，語の配列，絵の統合，算数，なぞなぞ，文の理解など14あるが，子どもの年齢によって実施する尺度の数が異なるので，実施時間は3歳で約30分，4歳で約40分，5歳で約50分である． 結果は，各下位尺度の粗点，子どもと同一年齢群の粗点を基に割り出された評価点，4つの尺度ごとの合計評価点，合計評価点から割り出された標準得点と測定誤差の形で抽出される．標準得点100が年齢相応であることを表している．
ITPA言語学習能力診断検査(ITPA日本版)	3歳〜8歳	知能の測定を目的とした検査ではなく，言語学習能力を測定し，その長所・短所を明確にして治療計画をつくるのに役立てることを目的としている． 言語理解，言語表出などをみる6つの下位尺度から構成されている表象水準の検査と，文の構成，絵を探す，数の記憶，形記憶をみる4つの下位尺度から構成されている自動水準の検査から構成されている． 全検査言語学習年齢，各年齢の粗点の平均値に基づいて各下位尺度の評価点が算出される．言語学習年齢と暦年齢を比較することで，発達の状態を確認できる．また下位尺度のプロフィールを描くことで，言語学習能力の特徴をみることができる． 難点は，標準化作業の際の対象者の人数が少ないことである．

域や生活習慣の領域には，対人関係にかかわる項目が含まれているので，境界児の社会性・対人関係に関する資料を得ることができる．

実際に子どもに実施する発達検査としては，新版K式発達検査とMCCベビーテストがある．新版K式発達検査は広い領域の発達について評定できるだけでなく，乳幼児期から認知・適応が評価でき，子どもを取り巻く周囲との関係もある程度把握できるという利点がある．しかし，4〜5歳以降の項目には知能検査と類似した項目が増えてくるので，もっとも適用性の高い年齢は3〜4歳くらいまでといえる．なお，障害を早期に発見することを目的に開発された経緯があるので，検査項目は通過率50%の月齢，あるいは年齢に配置されている．そのため評定結果が低く出る可能性がある．MCCベビーテストはビネー式の考え方で作られているので，田中ビネー知能検査Vが実施できる2歳前の子どもの検査として有用性が高い．最近MCCベビーテストがあまり使われないとの話を聞くが，残念な気もする．

ⓑ 知能検査

知能検査としてはWPPSIと田中ビネー知能検査Vがある．WPPSIはウェクスラー式知能検査の特徴を持っているので，言語性検査と動作性検査の結果の違いをみたり，下位尺度のプロフィールをみることで，発達の特徴を細かく診断的にみることができる利点がある．ただ，適用年齢が4歳近くからであるため，発達の障害の疑いのある幼児の場合には4歳児であっても2〜3歳の検査項目をみることも必要であることを考慮すると，検査可能な項目が少ないので使いにくいかもしれない．さらに，検査時間が長くかかる傾向があることも使用にあたっては留意する必要がある．一方の田中ビネー知能検査Vは，細かい結果を得ることができないという欠点があるが，比較的施行時間が短く済むことと全般的な発達年齢を把握できるという利点がある．

WPPSIと田中ビネー知能検査Vの他にも，知的能力の特定部分を測定することを目的としている検査もある．K-ABC心理・教育アセスメントバッテリーは認知処理過程と習得度を測定することを目的としている．しかし，下位尺度の検査の多くは視覚的な刺激を与えて音声と運動による反応を求める形式であるので，情報処理だけでなく，コミュニケーションの特徴についても把握できる．また，ITPA言語学習能力診断検査は言語の学習能力を測定することを目的としている．結果から得られたプロフィールによって視覚刺激による学習が困難なのか，聴覚刺激による学習が困難なのかを把握できる．このように，この2つの検査は開発された経緯から全般的に知的発達を測定するには不向きであるが，言語発達に絞って評定し指導に役立てていくうえでは有用な検査である．

ここで述べた発達検査と知能検査では，検査結果からだけでなく，実施している最中の子どもの態度からも多くの情報を得ることができる．落ち着きがない，関係ないことを話す，注意が転じやすい，よく考えずに答える，がんばれるのに飽きてしまいやすい，などの特徴は，検査結果としても表れるが，観察資料も子どもを理解するうえで重要である．

ⓒ PARS 広汎性発達障害日本自閉症協会評定尺度

ところで，表には示していないが，広汎性発達障害の評定に特化した質問式の尺度としてPARS 広汎性発達障害日本自閉症協会評定尺度が開発されている[2]．項目は，対人関係，コミュニケーション，こだわり，常同行動，困難性（不器用さなど），過敏性という広汎性発達障害に特徴的な6領域で構成されている．妥当性と信頼性が確認されているので，境界児の評

定には有用である．

3 評定における留意点

　評定結果は，子どもと子育てをしている親への援助に役立てることによって，初めて意味あるものとなる．役立てるためには，まず発達検査や知能検査の結果も含めて評定結果を総合的に整理する必要がある．断片的な理解ではなく，全体的，総合的にまとまったものとして理解するのである．また発達の領域は相互的に関連しているので，そのことも念頭において理解する．さらに，現在の発達の状態をこれまでの発達の流れのなかに位置づけて理解し，今後の方向を見据えておくことも大切である．

　発達検査や知能検査の結果については，全体の評定と関連づけながら，検査項目における子どもの反応特徴を具体的に説明するようにし，発達指数や知能指数の結果だけが強調されることのないように気をつけることも大切なことである．

● ● ● ● ● ● ● ● ● ●

　乳幼児期の子どもは発達の初期の段階にあり，心身ともに柔軟である．そのため，適切な対応によって，知的能力でも対人関係でも変化する可能性を多く持っている．専門家が親子に継続してかかわりながら，発達の評定はつねに行われることになる．いずれはその子どもなりの発達過程を歩んでいき，その子どもなりの人生を送っていく．しかし，専門家が親子がそのように思えるようになるまでは，親子が専門家と関係を持ち続けることができる体制がわが国のどの地域でもつくられていくことを願っている．そのようなかかわりのはじまりが乳幼児健診の場であるといえる．

引用文献

1) 田丸尚美, 小枝達也：5歳で把握された発達障害児の幼児期の経過について. 小児保健研究 2010：**69**：393-401
2) PARS委員会（編著）：PARS 広汎性発達障害日本自閉症協会評定尺度. スペクトラム出版社, 2008

（吉田弘道）

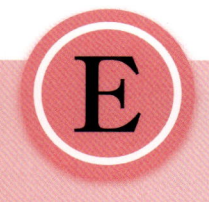

E 障害児を見つけるのではなく，来てよかった・受けてよかった乳幼児健診を目指す

　わが国の母子保健の特徴は，すべての母親と子どもが受ける「母子健康手帳」（通称：母子手帳）と「乳幼児健康診査」（通称：乳健，以下，健診と略す）である．1948年の児童福祉法施行で「母子手帳」が始まり，さらに1966年の母子保健法施行により「母子健康手帳」の名称に改められ，全国で乳幼児健康診査も始まる．母子健康手帳を世界で初めてつくったのは日本で，1942年の「妊産婦手帳」から始まる．諸外国でも同じような手帳は作成されているが，妊娠中の記録はなく，子どもの発育・健診・予防接種記録だけで，育児上の要点の記載もない．わが国のような母子健康手帳は先進国では妊娠出産等の個人情報が多いので普及せず，後進国では母親の識字率が低いのでこちらでも普及しない．初めは障害や疾患の早期発見・早期対応が健診の目的であったが，最近は少子化に伴い子育て支援が重視される．とくに乳児期の健診では母親からのさまざまな相談への適切な対応が信頼を生み，境界児の経過観察も円滑に進められる．

　ここでは，障害児の早期発見の健診ではなく，まずすべての子どもが来てよかった，受けてよかったと思える健診について述べる．

1 健診をする前に

ⓐ 母子健康手帳を全部読む

　母子健康手帳は3年ごとに改正が行われ，最新の育児情報が収載されるが，母親にも健診のスタッフにも読まれていないのが現状である．スタッフは最新の母子健康手帳を通読し，健診や外来で母親から育児に関して質問を受け，それが母子健康手帳に記載された内容である場合，「母子健康手帳にはこのように書かれています」と説明し，自分の意見を補足する．これを続けることで，徐々に母親にも手帳が読まれるようになる．母親も通読することで疑問が出たときに手帳を読み返し，自分で解決方法を見つけられる．

　最近の母子健康手帳に記載された育児知識としては，葉酸摂取不足と二分脊椎・神経管閉鎖障害の関係，妊婦が心配する魚介類に含まれる有機水銀，母親の妊娠中のシートベルト着用方法，出産前から準備をして産科退院時からチャイルドシートを使用すること，調乳のお湯は必ず熱湯を使うこと，離乳の開始が遅くなり，果汁や重湯の離乳準備食が不要となったことなどがある．

　1〜2歳では歯みがきを嫌うときの対応を健診で聞かれることが多い．母子健康手帳の後半に「初めての歯みがきのポイント」のページがある．1歳過ぎになり乳歯が上下4本ずつ萌出すると歯みがきを開始する母親が多いが，急に歯ブラシを口の中に入れられ歯みがきを始めるので歯みがき嫌いになる子どもは男児に多く，とくに境界児に多い．1歳半前後で健診や一般

E ■ 障害児を見つけるのではなく，来てよかった・受けてよかった乳幼児健診を目指す

　診察のときに，咽頭の視診のために「お口を開けてアーンとして」と言いながら，舌圧子で口唇に触れようとすると嫌がって口を閉じる子どもの多くが歯みがき嫌いである．母親に子どもの歯みがきができるか尋ねて，嫌がると答えた場合，母子健康手帳のこのページを指し示しながら説明し，市販のスプレータイプの液状フッ素入り薬用歯みがき（レノビーゴなど）の使用を勧める．歯みがきの初めは歯ブラシではなく，指みがきから始める．1歳を過ぎても就寝時にミルクや母乳を飲む子どもではむし歯になるリスクが高くなる．

ⓑ 見・診るだけで，体重と月齢を

健診や小児科外来で初めて見た子どもの体重と月齢が視診で評価できますか？

　身長は身長計，体重は体重計，頭囲はメジャー，発達は発達テストで正確に評価されるが，健診の技術の維持と向上には視診での判断が必須である．母親が乳児期の子どもを抱いて入室してきた状態で評価して，体重は前後1kg，発達は前後2か月までの誤差範囲で評価できるのが小児科専門医の標準的な診察能力である．母親に抱かれる様子だけで，その姿勢から定頸・お坐り・這い這い・つかまり立ち・ひとり歩きが判断可能で，月齢が推測できる．暦月齢・発達月齢・体重の評価から大柄・小柄が判断でき，「母乳不足は？」「離乳食の食べは？」と母親に聞き，健診に来所した子どもが標準的な子どもの全体像と比べてどうかという総合的判断ができる．そうして初めて軽度の発達の遅滞や偏りのある境界児，発達障害児と診断できるのである．

ⓒ 集団健診と個別健診

　境界児を考えるとき，健診に誰もが納得できる一定の基準を求めがちである．人間には個体差があることはいうまでもないが，健診を受ける子どもと健診を行う人間（医師，看護師，保健師，栄養士など）が同じ組み合わせでも，健診を実施する場所が変われば判断基準も変化する．

　図[1)]は，集団における検査値（所見）の分布を示したもので，(a)の分布は，生活習慣病検診の血圧や血糖値の例で，正常と異常の判断はAで区別し容易である．一方健診は(b)の分布となり，判断の基準をCにおくと異常の発見は少なくなり，見落とし例は多くなる．反対に，判断の基準をBにおくと異常の見落としは少なくなるが，正常を異常と見誤る例は多くなる．保健所などの集団健診では，健診を受ける子どもや家庭の全体像が把握できていないので，見落としをしないように基準は厳しくBになる．一般開業医や出産した医療機関での健診では，正常を異常と見誤るのを少なくしようとして，判断の基準はCになりがちである．子どもと健診を行うスタッフは同じでも，総合判断は場所によって微妙に異なる．

1) 集団健診

① 保健所などの一般集団健診

　医師（小児科医・内科小児科医），保健師，看護師，臨床心理士，栄養士などの専門性のある多職種のスタッフが参加して，地域の保健センターなどの公的施設で子どもたちを集めて行われる集団健診では，まず保健師・看護師が問診と身体測定をし，医師が診察し，栄養士による離乳食などの栄養相談指導，保健師・臨床心理士による育児相談，地域により歯科医・歯科衛生士による歯科健診・相談も行われる．さらに3～4か月児健診では健診以外に結核感染予防のBCG接種も行われる．集団健診では発育・発達に問題のあるケースを医師が判断して軽度の発達の遅れや軽度の発育不良がみられた場合，保健センターの経過観察健診でフォローされる．中等度以上の遅れのあるケースは大学病院，子ども病院などに紹介され，精密検査や必要

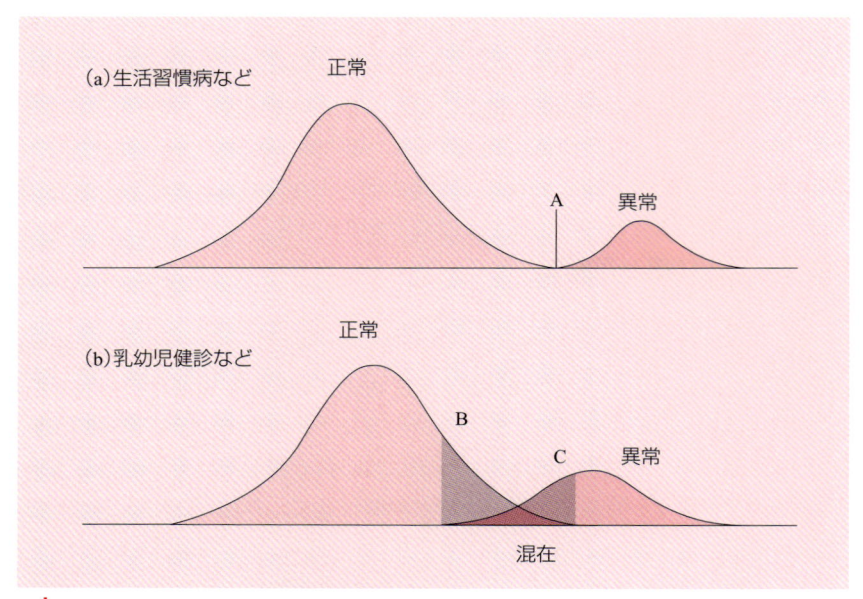

図｜集団における検査測定値（所見）の分布

（文献[1]より引用）

なら療育が行われる．集団健診では1回きりの診察で，子どもの家族・母親の情報も少ないので判断基準は厳しくなりがちである．さらに医師の専門性にも個人差があり，正常児を異常と見誤ることも多い．一般集団健診では短時間に多数の子どもを診察し判断するので，終了後のスタッフによるカンファレンスが重要である．カンファレンスでは有意所見となったケースの母親の育児不安，育児能力，家庭状況や各専門職の面接時の様子などを話し合って問題を共有し，必要なら次回の健診までに保健師による家庭訪問や病院受診の同行の必要性についても決める．

②**保健所などの経過観察健診**

保健センターの一般集団健診で発育・発達に軽度の問題や育児不安のあるケースを再健診する経過観察健診では問題を共有するために，健診の前後でカンファレンスを行う．

健診前カンファレンスでは医師は来所予定者の前回の記録から有意所見の内容とリスク因子をみながら，スタッフから子どもの状況，母親の育児不安，家庭状況を聞き，これから行う経過観察健診で観察するポイントを記入する．この健診のなかで発達の遅れが明確になり，そろそろ精査や療育が必要なケースでは，今回の健診で母親の発達の遅れへの受容をはかり，紹介先を内定しておく．実際の経過観察健診で発達の状況と母親の受容を確かめ，必要なら紹介を決める．経過観察に来所するケースの多くは有意所見が改善し正常化する．

健診後カンファレンスでは各専門職の面接時の様子を話し合い，健診結果をスタッフ全体で共有する．育児不安の強いケースでは数日後に保健師から母親へ連絡を取るようにする．健診後カンファレンスでもっとも重要なことは健診に来なかった児への対応である．2度続けて健診に来ない場合は必ず自宅へ保健師が家庭訪問し，家庭状況を把握して，次回の経過観察健診へつなげる．これが虐待児の早期発見・子どもの保護につながることは周知の事実である．健

診前カンファレンス・健診後カンファレンス・2度続けて健診に来ない場合，これらのいずれでも地域担当の保健師からの情報を生かす工夫が必要である．

2）個別健診

　市町村から委託される開業医での個別健診の特徴は「二流と全体」である．開業医での健診は栄養士・保健師・臨床心理士の専門職の参加はほとんどなく，医師（小児科医・内科小児科医）個人と看護師（看護助手）で行われる．個別で研鑽する小児科医もいるが，全体的に見れば二流の健診である．そして，この二流が全身・全体を診るのである．小児科医が包茎・鼻涙管狭窄・湿疹・陰嚢水腫・停留精巣・便秘・股関節脱臼・斜視・滲出性中耳炎など何でも，「全身を診る」のである．小児科医は兄弟姉妹の子ども全員を，内科小児科医は父母，祖父母を含めて家族全員を診るのである．日本の医療では医療や健診を受ける側が医療を提供する相手を自由に選択できるので，提供する側に誤りがあっても問題になりにくい面がある．開業医の健診では医師は中腰でいつでも身を引く・逃げられる用意をしながら健診することが必要である．保健センターでの集団健診の判断基準では見落としは少ないが，見間違いは多くなる．反対に開業医の健診では1度間違うと，祖父母を含めた家族全員の受診の機会も失うので判断基準は甘くなる．開業医の健診では健診時に所見があれば薬の処方も，検査も，ときには予防接種をも同時に行う．全身を診る健診では小児内科以外の耳鼻科・眼科・泌尿器科・整形外科・皮膚科領域も診るので，専門性のある地域の子どもを診る耳鼻科・眼科・泌尿器科・整形外科・皮膚科との協力も必要である．

2　実際の健診では

ⓐ 本人の母子健康手帳をざっと見る

　まず健診の場で，診る前に子どもの母子健康手帳を，ざっと見てから健診を始める．母子健康手帳には個人情報がカルテ以上に満載されている．医学的なハイリスク妊娠出産以外に，この手帳を見ることで，できちゃった結婚，出産の場所から自宅出産・助産院・病院・高額で有名な産科・里帰り分娩，妊婦健診未受診，予防接種未接種，健診未受診，健診の問診票に母親のチェックなし，反対に母親の育児に関する質問多数などが読み取れるが，母子健康手帳をあまり長く見ていると，母親から不審がられるので短時間に読み取る技術も必要である．

ⓑ どう伝えるか，記入方法を考える

　カルテや証明書などの個人情報に関する書類はその本人が読むこと，読めることが原則で，カルテを開示し，カルテのコピー，明細書を渡す時代である．健診の際に言葉の遅れ，運動発達の遅れ，体重増加不良を認め，母子健康手帳の診察欄にそのままの言葉で，有意所見・異常所見として「言語発達遅滞」「言葉の遅れ」「未定頸」「体重増加不良」「栄養不良」「母乳不足」などと記載される場合がある．このような記載をされた子ども本人が将来母子健康手帳の記録を見たとき，どんな気持ちになるか考えてみてほしい．母子健康手帳には，健診の関係者が見て有意所見の意味が伝わり，子ども本人と母親が読んで傷つかない表現法が必要である．上手な記載法の例として，

- ■「言葉の遅れ」「言語発達遅滞の疑い」⇒「言葉を育てる」
- ■「運動発達の遅れ」「運動発達遅滞」「未定頸」「フロッピーインファント」⇒「赤ちゃん体

操指導」
- ■「体重増加不良」「栄養不良」「母乳不足」⇒「小柄」
- ■「体重大」「肥満」⇒「健康な肥満」「大柄」

と記載する．境界児では健診の判定欄には，必ず「健康です」と記入し，健診をした医師名を記入する．

ⓒ「様子をみましょう」は不安を増すだけの禁忌肢

境界児には「何をするか」「何をしてはいけないか」を具体的に説明する．

たとえば，1歳6か月児健診で歩くことができ，簡単な指示は理解できるが，言葉の面で明確な有意語・始語がなく，経過をみる必要があるときに，「様子をみましょう」と，母親へ話されることが多い．この言葉は母親の不安を増すだけで，医師国家試験でいう禁忌肢である．医師や保健師から母親へ多くいわれるのは「テレビを見過ぎていませんか？もっと言葉かけを多くしましょうね」である．母親はこの子どもに話しかけても反応が乏しいのでテレビを見せることが多くなる．言葉を育てるために母親の気持ちを子どもに伝える方法は2つある．1つめは子どもをくすぐり刺激でまず笑わせること．笑ったらもっと笑わせる．しかし笑わせ過ぎない．母親からの刺激をより少なくして，より笑わせ，さらに「こちょこちょ」という言葉とくすぐるまねだけで，子どもの体にふれずに笑わせる．2つめは母親が子どもへの言葉かけの時に，身振り手振りを交えた「からだ言葉」で話しかける．「からだ言葉」で子どもと母親が「いやいや」「ばいばい」「ちょうだい」「どうも」「あっち」「握手」「タッチ」などコミュニケーションを取り合えることを目標とし，無理に言葉を教えないように説明する．そして子どもの両親の祖父母に言葉の遅れの家族歴の有無を聞くようにし，2～3か月後の健診の予約をする．言語発達遅滞でも将来正常化する発達性言語遅滞では家族歴があることが多く，2歳頃より言葉が出始め3歳過ぎに追いつく．精神発達遅滞・広汎性発達障害による言葉の遅れでは改善は少なく，家族歴を調べることで兄姉やいとこと比べても言葉の遅れが明確になり専門機関への受診につながる．

ⓓ 遊び・笑いを聞く

母子健康手帳の問診項目に「どんな遊びが好きですか」と尋ねる項目がある．この質問の答えから親子関係・発達レベル・発達の偏りがある程度判断できる．境界児の場合，乳児期前半では「何をすると喜びますか」「どんなことをすると笑いますか」と，乳児期後半では「どんな遊びが好きですか」「何をすると笑いだしますか」と必ず母親に尋ねる．年齢と発達に応じた遊び・笑いが形成されているかを確認する．言葉の遅れがあり有意語がまだ出現していないのに，好きな遊びがテレビのアニメを見ることであったり，ひとりで本を読むのが好きと答えたり，多動のある発達遅滞児の遊びが公園で走り回ることである場合には，発達の遅れを診断するよりも，適切な発達を促進させる親子の笑い・遊びへのアドバイスがまず必要である．

ⓔ「何か他にありますか」

医学生が4年生から5年生になるときに実施される客観的臨床能力試験（OSCE，通称：オスキー）の模擬患者への医療面接（診察）では，面接の最後に「何か聞き忘れたことはありませんか」「何か他にありますか」と問いかけることが必須である．健診で母親に尋ねても質問がない場合，経過観察健診では「自宅に戻って聞きたいことがあったり，お父さんと話して疑問に思うことがあったら，保健師さんに電話して下さい」と話す必要がある．こうしておけば開

業医の場合はいつでも連絡が取れるので，カルテに健診で確認する項目を記入しておき，健診と健診の合間に風邪などで来院したときには「最近どうですか」と尋ねることができる．

⑥予約の意味

　ここでいう次回健診の予約とは，健診を終えた後カレンダーを見ながら，母親と次回の健診の日時を決めることだけではない．子どもはつねに成長しているので，出生時から現在までの発育・発達を今回評価したうえで，次回健診時に，境界児がどのように発育・発達していくかを考えることである．つまり，健診では子どもの成長について予見性，予測性を持つことが，次回健診の予定を立てるという意味である．たとえば，3〜4か月児健診で境界児を発見したら，母親に「少し手足の動きが少ない」「手足がややかたい」「頸の坐りが少し弱い」といった表現で所見を伝える．「発達が遅滞している」「頸がまだ坐っていない」といった強い表現は使用しない．少し心配している母親へ，次回までに家庭で行うことを説明する．頸の坐りが遅い場合，子どもを支えて机の端に坐らせ，母親は対面して椅子に坐り，顔を見合わせて視線を互いに合わせながら，まず笑いかけ，子どもが笑ったらもう1回笑いかけ，次にゆっくりと子どもの体を左右に繰り返して少しずつ倒すことを説明する（107ページ参照）．反応が乏しかったり，声を出して笑わないときには，母親にはたくさん子どもを抱き上げて話しかけ，くすぐったりして笑顔になることは何回でも繰り返してあげるように話をする．母子健康手帳の記載は，境界児の場合「異常あり」とはせずに，「赤ちゃん体操指導」と記載する．母親が子どもと遊ぶ時間を，おむつを換えるたびに5分間，哺乳したら10分間などといってはっきりと設定したほうがよいケースもある．そして，4週後の次の健診を決めて，母親に「次の○月○日の健診のときには，頸がしっかり坐って，声を出して笑っていますからね」と話して，記録にも次回「定頸確認」と記入し，健診を終える．

3　乳児健診（3〜4か月児，6〜7か月児，9〜10か月児健診）における正常児・境界児・発達遅滞児

　ここでは乳児期の3〜4か月児，6〜7か月児，9〜10か月児健診における正常児・境界児・発達遅滞児について述べる．健診において，境界児・発達遅滞児についての明確な定義はむずかしい．

ⓐ乳児健診における正常児とは

1）妊娠・出産・新生児期のリスクが少ない

　妊娠中に重度の妊娠高血圧症候群や早期流産兆候などの特記事項がなく，在胎週数は36週以上，42週未満の正期産児で，出生体重は2,500〜3,800gである．出産時に仮死がなく，早期新生児期に呼吸障害，けいれん，重症黄疸，チアノーゼなどの異常や大きな奇形もなく，哺乳力良好で産科を退院する．退院時，出生時体重にほぼ回復し，1回哺乳量は80〜90gである．

2）発育が良好である

　1か月児健診で，体重は出生時に比べて約1kg増加し，3〜4か月で体重は出生時のほぼ2倍になる．頭囲は3〜4か月で出生時に比べて7〜9cm増加し，頭囲と胸囲がほぼ等しくなっている．6〜7か月で体重は7kg前後になり，1か月間の体重増加は200〜300gとなる．9〜10か月では体重は8〜9kgとなり，体重増加は緩徐となり，とくにつかまり立ちが可能となると1か月間でほとんど増加しない例もある．

3）発達が正常である

- 1か月：仰臥位で自由に頸の向きを変え，手足をよく動かす．
- 3～4か月：頸が坐り，ガラガラを少しの間握っている．あやすと笑い，母親の声に振り向き，喃語を話すことができる．
- 6～7か月：お坐りができ，手を伸ばして欲しいものをつかみ，寝返りをする．人見知りが始まり，離乳食を1日1～2回食べられる．
- 9～10か月：つかまり立ちができ，這い這いが始まる．微細運動の発達では，指でつまむ，手を打ち合わせるなどがみられる．人見知りが少なくなり，大人に自分から抱いてもらいたがる．喃語は増加し，ものまねも始まる．離乳食は1日3回になり，自分で赤ちゃんせんべいを持って食べられるようになる．

4）健診と予防接種を受けている

1か月児健診を受診していない事例はないが，その後市町村で実施する定期の健診や予防接種を未受診，未接種の例がある．このような例で，発達に遅れがある場合，遅れをなかなか受容できずに，専門機関を紹介をしても必要な療育を行えないことが多い．

以上のような通常の発育・発達を示し，離乳食も順調に進んでいる乳児を正常児とする．それに対して，発達遅滞児とは周産期のリスク因子が高い・乳児期の発達が正常児に比べて2か月以上遅れている・身体発育が3パーセンタイル以下の発育不良児などを発達遅滞児とし，正常児と発達遅滞児の間に位置する児を境界児とする．

ⓑ乳幼児健診における境界児とは

1）乳児良性筋緊張低下児

新生児から乳児期に，四肢体幹の麻痺はないが，筋緊張低下（floppy infant，フロッピーインファント）を認め，粗大運動は乳児期に軽度遅滞するが，微細運動，社会性，言語性の発達は正常範囲である．3～4か月児健診では，頸は坐っておらず全身の筋緊張が低下し，とくに四肢の筋肉はふれるとふにゃふにゃして柔らかい．定頸は4か月終わり頃で這い這いが誕生日頃，1歳半頃にひとり歩きした後は，運動発達は徐々に追いついていく．両親や祖父母に尋ねると，同じような特異な発達経過をとった事例を兄姉父母に認める家族歴陽性の場合が多い．鑑別疾患は軽度精神発達遅滞，Prader-Willi症候群などである．

2）シャフリングベビー（shuffling baby）

正常児が這い這いする時期に，坐ったままでいざって移動する乳児をいう．3～4か月児健診では，定頸はしているが，上肢に比べて下肢の筋緊張が低下している．6～7か月児健診の問診で母親に尋ねると，寝返りができず，腹臥位を嫌がるという．引き起こし反応で上肢体幹の反応は良いが，下肢は筋緊張低下し股関節は開排したままである．立位にすると，この時期の正常児は下肢を伸展して体重を支えるが，シャフリングベビーでは下肢を曲げてしまって，体重を支えようとしない．7～8か月頃より坐位にすると坐っていられるが，這い這いはせずに，9か月頃より坐ったままでのいざり歩き（shuffling）を始める．この例の40％は家族歴が陽性である．1歳6～9か月でひとり歩きし，その後の発達は順調である．その他に，這い這いをしない事例としては，お坐りができた後，這い這いをしないで直ちにつかまり立ちをして，誕生日の前に歩きだす場合もある．

3）軽度精神発達遅滞児（軽度知的障害児）

乳児期に軽度の筋緊張低下や軽度の運動発達遅滞を認め，1歳6か月児健診で歩行の拙劣さや言葉の遅れを指摘され，経過観察になることが多い．1歳6か月児健診では一応歩くことができ，「言葉は出現している」という母親の話で通過し，3歳児健診や幼稚園の入園時面接で精神発達遅滞が明確になることもある．二次健診の場で母親や兄姉を観察すると，本人だけでなく家族内にも軽度の精神発達遅滞のケースが認められることもある．

4）軽度発育不良児

健診時，発育が軽度不良で体重増加不良や低身長を認める事例である．発育曲線を記録すると下の3パーセンタイル付近の発育を示す．その後の1歳6か月児健診や3歳児健診でも小柄なまま発育することが多く，両親のいずれかが同様の発育の経過をとっていることが多い．ミルクや食事の摂取量は少ないが，重い病気にもかからず精神運動発達も正常である．

5）筋緊張亢進児

健診で，体がかたい，反り返りやすい，抱きにくいなどの訴えが多い．周産期のリスクがほとんどなく，3～4か月児健診では母親を追視し，あやすと笑うことができる．背筋群の筋緊張が亢進するために，3～4か月児健診の引き起こし反応で，起こし始めに頭部が一瞬後方に残るが，引き起こすと頭部と体幹は一致してくる．引き起こし反応の終わりの部分で，下肢が伸展して立ち上がってしまう例もある．3～4か月児健診で，体はかたいが，頸は坐っていて，反応が良い乳児である．背筋群の筋緊張亢進を認め，反り返りやすく，この時期腹臥位を嫌がり母親を心配させるが，粗大運動発達は一般的には促進する．6～7か月児健診で坐位が可能で，9～10か月児健診でつたい歩きかひとり歩きをしていることが多い．

6）脳性麻痺児

3～4か月児健診で発見される脳性麻痺児は，ハイリスクな周産期の既往があり，健診時の発達は頸も坐らず，追視もできず，筋緊張が著しく亢進し，次のような異常な姿勢を示す．非対称性緊張性頸反射（asymmetrical tonic neck reflex：ATNR）の姿勢や頭部を背屈し上肢を伸展させた姿勢がみられる．低出生体重児に多い痙性両麻痺のケースでは3～4か月児健診では異常を認めることは少なく，6～7か月児健診の頃より発達が遅れだし，9～10か月児健診で下肢の筋緊張亢進と腱反射亢進を認め，股関節の開排制限と足関節の背屈時に抵抗が強くなり尖足となってくる．

7）広汎性発達障害児・自閉症スペクトラム児

乳児期の運動発達，とくに粗大運動発達は良好で，喃語は出現するが，その後の言語発達が著明に遅れる．自閉症児の一部は，1歳6か月児健診で有意語がまだ出ないことや，母親への後追いがないことで相談されることもあるが，多くは3歳児健診で言葉の遅れを主訴に相談される．3歳時に広汎性発達障害と診断された児について母親に乳児期の様子を尋ねると，「手がかからない」「おとなしい」「泣くことが少ない」「喃語が少ない」「人見知りがない」などの行動特徴を認める．母親が健診の場で，兄姉に比べてこの子の行動が違うという場合には，母親が神経質と思い込むのではなく注意深い経過観察が必要である．一方，乳児期に広汎性発達障害を疑わせる行動特徴を現わしていても，3歳で言葉が増加して，知的に高いレベルを示す場合もある．

8）晩熟児(slow starter)

　低身長児における思春期遅発症のように，ある時期に明らかに遅れていたが，その後追いついて正常化する事例をいう．Illingworth[2]は，生後17週まで追視がなく，18週まで笑わず，25週で定頸したが，10か月でつかまり立ちをし，1歳で手を引くと歩け，有意語も出現し，5歳でのIQが122であった事例を記載している．発達に軽度の遅れがある児のその後の経過をみると，ある時期に伸びて正常範囲内に発達することは珍しいことではない．

4　総合判断

　一般小児外来の診療は，主として発熱，咳，嘔吐など急性期の症状を持つ子どもの診断と治療である．一方，乳幼児健診に参加する者は，障害や疾病の発見や予防にとどまらず，子どもと家庭を包括的にとらえて多方面からの多軸的診断を短時間に行いながら，母親からの育児と保健上のあらゆる質問に適切に答える必要がある．

ⓐ 境界児への対応

　境界児の場合，健診での対応には次の4つの方法がある．
　① 境界児の多くはいずれはひとりで歩けるし言葉も徐々に出てくるので，健診のときに有意な所見や気にかかる点があっても，「心配ない」と言ってその健診を終えてしまう
　② 発達が軽度遅滞していることを母親に告げて，検査として頭部CT・MRI・脳波検査などを行う
　③ 母親に軽度の発達遅滞と告げ，すぐに大学病院や子ども病院などの高度の医療機関や療育機関へ紹介する
　④ 発達が少し遅いと告げ，発達に応じた簡単な指導を健診の場で行う

　以上のうち，①では，境界児の育てにくさや，その一部が将来自閉的傾向のある発達障害児や学習障害児，知的障害児に変化していくことを考えると，この時期でも境界児を放置せずに適切な相談指導を行う必要がある．②では，境界児の多くはCTや脳波は正常であるから，検査結果は正常であったから発達も正常になるという考えにつながる．さらに，無駄な検査をされたという感情さえ引き起こすこともある．③の一次健診で発見した問題をすぐに上級の医療機関や療育機関へつなげるのは一番望ましい型のようにみえる．境界児や軽度の発達遅滞児に関して，小児の専門病院，肢体不自由児施設，心身障害児施設などが基礎疾患の診断，発育・発達の評価をして，包括的な相談指導に関して働くべきであるが，実際には障害が軽い事例ほど適切な療育システムが機能せずに，外来での経過観察にとどまるのが現状である．これまでに述べたように，境界児のうち障害児となるのはその一部であるので，後に正常範囲となる事例まで早期の療育を行う必要はない．境界児では④のように，その子どもの発達に応じた相談・指導（たとえば，母と子の確実なアタッチメント形成や言葉の前の前言語行動を育てること，粗大運動の促進のための赤ちゃん体操の指導，微細運動や社会性のための遊びの指導など）を行いながら，ある期間経過を見守るのがもっとも適切な針路と考える．

E ■ 障害児を見つけるのではなく，来てよかった・受けてよかった乳幼児健診を目指す

ⓑ 360°の発達評価

境界児の発育・発達を評価していくときは，必ず360°評価をする．

健診の役割として，発達の遅れをスクリーニングする働きがあるが，スクリーニング結果の障害またはその疑いを両親，とくに母親がいかに受けとめるかが重要である．健診の際に，子どもの発育・発達の評価だけでなく，母親が自分自身の子どもをどう評価しているか，さらにどう評価したいのかを健診する側が知ることは，境界児を経過観察していくときのポイントである．母親からみた子ども像を聞く質問としては，母親に対して「赤ちゃんは，上のお子さんに比べて，いつ頃からどんな点で，少し違っていましたか」（「遅れていましたか」と質問してはいけない），「お子さんは手のかかる子どもですか．おとなしくて手のかからない子どもですか」などがよい．子どもの発達の遅れを受容できない母親の場合，遅滞のある弟を正常な兄と比べて，「手がかからなくて，やや発達が早い」と答えることもある．乳児後半から幼児では，津守・稲毛式乳幼児精神発達質問紙（30，31ページ参照）を使用して母親からみた子ども像を検討するのが便利である．この発達テストは面接法で子どもを直接観察しながら臨床心理士が評価するものであるが，子ども像をみるときは母親自身の判断で子どもの発達状況を質問紙に記入してもらう．母親の記入したテスト結果から，母親が評価した，または評価したい子どもの発達像を知ることができる．母親の判断した発達指数は健診側が評価した発達指数よりも通常良い数値を示す．ただし，この両者の間に指数で15以上の差があるときは子どもの発達の遅れに対する受容は極めて困難で，いくつかの医療機関を巡ることになりやすい．

次に境界児の育てにくさを母親以外の子どもの周囲の人がどう感じ，どう思っているかを尋ねる．「少し歩きだすのが遅いお子さんについて，お父さんはどう言っていますか」「保育園の保育士さんは言葉が遅いお子さんについてどう言っていますか」「体重が小さくて背も少し小さいお子さんについて，おばあさまはどう言っていましたか」このような360°評価をすることで，母親一人が境界児を抱え込んでいたり，父親の理解が少ないことが判明したり，祖父母の協力が得られたりする．すべての子どもは家族と周囲の人々の協力で育っていくのである．医師・保健師・看護師など健診に関係する専門職の役割は早期診断ではなく，子育てを手伝うことである．

📖 引用文献

1) 久道茂：医学判断入門．南江堂，1990
2) Illingworth RS（著），山口規容子（訳）：ノーマルチャイルド．メディカル・サイエンス・インターナショナル，1997

📖 参考文献

・横井茂夫：乳幼児健診と母子健康手帳．小児科臨床　2009；**62**：2615-2619
・川井尚，平山宗宏（編）：新版・乳幼児保健指導．日本小児保健協会，2002

（横井茂夫）

第Ⅱ章 どう診てどう対応する

A	3〜4か月児健診における境界児	46ページ
B	6〜7か月児健診における境界児	50ページ
C	9〜10か月児健診における境界児	54ページ
D	1歳6か月児健診における境界児	58ページ
E	3歳児健診における境界児	65ページ
F	5歳児健診における境界児	73ページ
G	低出生体重児の発達チェックと早期介入	85ページ
H	乳幼児健診と脳性麻痺	92ページ
I	養育環境のチェック―子どもを全体としてとらえる	97ページ

第Ⅱ章　どう診てどう対応する

A　3〜4か月児健診における境界児

Check Point

- ☑ 頸が坐る
- ☑ 声を出して笑う
- ☑ 母親の顔をじっと見つめる

1　3〜4か月児健診の実際

ⓐ 身体計測値の評価

- 体重　6.5 kg　（5.0〜8.0 kg）
- 身長　62 cm　（57〜67 cm）
- 頭囲　41 cm　（38〜44 cm）

※各身体測定値は概数を示した．健診で小さい・大きいと感じたときは必ず母子健康手帳の発育曲線上に記入して評価する．

ⓑ 母子健康手帳の問診項目

1）頸が坐っていますか

3か月初めでは頸は完全には坐らないが，かなりしっかりしている．
4か月で大部分の乳児は頸が坐る．

2）あやすと笑いますか

3か月であやすと笑い顔になり，4か月で声を出して笑うようになり，視線もよく合うようになる．

3）見えない方から声をかけるとそちらを向きますか

聴力障害を発見する項目であるが，反応が鈍い例では精神発達遅滞の場合もある．

ⓒ 診察方法

ベッド上で，仰臥位→引き起こし反応→坐位→腹臥位の順に診察し評価する(図)[1]．

1）仰臥位

正面を向いて両手が合う．ほぼ顔が正面を向き，左右対称の姿勢となる．両手を顔の前に持っていき，両手がお互いに合い，手をなめたり眺めたりする．

2）声を出して笑う

診察時，あやしたり腹部にやさしくふれると笑い顔になり，さらにあやすと声を出して笑う．

3）追視テスト

検者の顔，ガラガラ，ペンライトなどを追視させる．頭部と眼球がほぼ同時に移動回転し，180°まで目で追う．物を追視させるよりも，検者の顔を追わせる方がよく追視し，左右の瞳孔の動きから弱視・斜視の早期発見にもつながる．

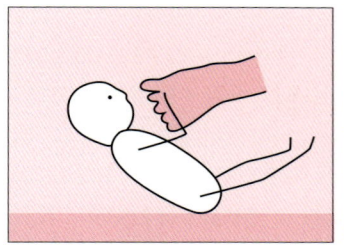

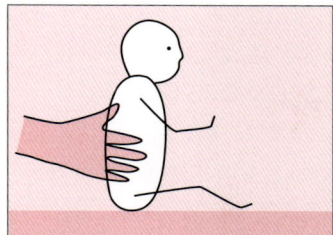

a：4か月
坐位から引き起こす―頭部は垂れない．

b：4か月
坐位をとらせる―頭が十分に支持され，ぐらつかない．背中は直立する．

c：3か月
腹臥位―前腕で体を支持して，胸部が床から上がる．

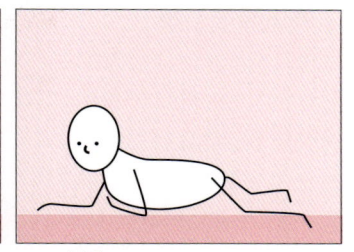

図｜診察の手順・3～4か月の姿勢
(Illingworth RS（著），山口規容子（訳）：ノーマルチャイルド，メディカル・サイエンス・インターナショナル，1997)

4）引き起こし反応

検者の親指を子どもに握らせて引き起こす．引き起こす途中までは，頭部がやや背屈するが，床から45°くらいから体幹とほぼ平行となる．完全に引き起こしたときに，しばらく頸が坐っている．

注意 筋緊張低下児では引き起こし反応は途中で中止する．母親の抱き方が子どもの頭を支える姿勢で，ベッド上の仰臥位姿勢が筋緊張の低下を示す場合，引き起こし反応を行うと頭部が後屈しグニャッとなる．母親が心配するので引き起こし反応は頭部が床から離れる所で中止し，決して坐位になるまで引き上げる必要はない．

5）視性立ち直り反射

両腋窩を支えて坐らせ，ゆっくりと左右に体幹を倒しかけると，正しい元の位置に頭を戻そうとする反射が認められる．

6）腹臥位

肘で上体を支える．腹臥位では，頭を前方に45～90°挙上して胸をベッドより離し，肘関節を屈曲して肘で上体を支える（肘立て位）．

7）喃語

喃語を発し，長い純粋な母音の場合，音楽的，反復的である．診察時，直接聞くことはまれである．

境界児の場合，ⓒの1）～6）の項目のうち，2～3項目できないことが多く，7）については，診察時の判断は困難である．さらに一応診察の項目はできても，筋トーヌスの低下，自発運動や感受性の乏しさ，軽度の姿勢の左右差，腹臥位を極度に嫌がる場合は経過観察が必要である．

2　この時期に経過観察になる事例

この時期の健診において，経過観察になる理由で多いのが体重増加不良と未定頸の2つである．

第Ⅱ章　どう診てどう対応する

ⓐ 体重増加不良

　体重増加が少ない場合，子ども側の要因と母親側の要因があり，前者では哺乳嚥下機能の異常や先天性心疾患がある．疾患の場合は新生児期に診断され，出生した病院や診断を受けた病院で経過観察されている．とくに先天性心疾患は胎児超音波検査で出生前に診断されることも多くなっている．健診に来所した子どもの体重増加が少なく，母乳栄養で子どもに嘔吐（溢乳ではない）や下痢がなく活発に哺乳する場合は，母乳分泌不足である．初産・母乳栄養で授乳回数が多く，1回の授乳時間も長くて体重増加が少ないと，健診では母乳分泌不足として，すぐに粉ミルクを足すように説明・指導する場合が多い．この説明には2つの問題がある．粉ミルクを足して混合栄養に替えても，約半数は子どもが粉ミルクの味と人工の乳首を嫌がり，粉ミルクを飲まない．初産で母乳栄養と考えていた母親はミルクを足すことだけで母親失格の気持ちになる．ミルクを作って飲ませてみたら，子どもがミルクを嫌がったときの母親の気持ちを考えると，母乳分泌不足には次の説明を行う．「赤ちゃんの体重からみると，少し母乳が少ないようです．もう少し母乳を多くするために毎日次の3つをして下さい．1つめはお父さんに肩もみを5分間してもらう，2つめはお風呂にゆっくり入る，3つめは1日2回お部屋のなかを5分間四つ這い歩きをする．1週間毎日この3つのことをしても母乳の出が改善しないときは，少し粉ミルクを追加しましょう．ママの母乳がおいしいので飲みたがらないときは，赤ちゃんが眠いときに粉ミルクを飲ませるか，粉ミルクを1匙分少なくして，半匙砂糖を入れて甘みをつけると飲んでくれます」と話す．可能なら保健師にその後の様子を電話で確認する．1か月後，経過観察健診に来所してもらい体重を測定する．

📎 医師国家試験にこんな問題が出題される時代です

　筆者は医師国家試験合格を目指す医師国家試験予備校で小児科の授業を30年間担当し，実際の医師国家試験問題の解説もしている．毎年春に行われる医師国家試験では疾病や障害の診断や治療だけではなく，子どもの発育や乳幼児健診に関する設問が出題される．

　最近の医師国家試験の臨床問題は実際にあるようなケースが提示され，問題の難度も高いので，ここに紹介する．

> **問題**　4か月の乳児．健診で来院した．母親は児の体重が増えないことを心配している．在胎39週，自然分娩で出生した．出生体重2,860g．母乳で栄養し哺乳力は良好である．排便は1日2，3回，軟便である．体重5,710g．頸は坐っているが寝返りはまだしない．最近，眠る前に指しゃぶりをしている．
> 母親への指導で適切なのはどれか．
>
> 　　a　離乳食を開始する．
> 　　b　体重を毎日測定する．
> 　　c　夜間の授乳を禁止する．
> 　　d　母乳を人工乳に替える．
> 　　e　指しゃぶりをやめさせる．
>
> **こたえ**　a

（第101回医師国家試験問題より引用）

　問題の乳児は生後4か月，母乳栄養，出生体重2,860g，現在5,710gで小柄である．母乳栄養で小柄なので母乳分泌不足が考えられる．粉ミルクを購入して混合栄養にするのではなく，

> まず離乳食を開始する．学生が解く問題であるが，解けただろうか．母乳栄養の体重増加不良には人工乳追加ではなく，発達を評価して可能なら離乳食を開始するのが正解である．

ⓑ 未定頸

　3〜4か月児健診の運動発達の評価項目が定頸の確認である．3か月初めでは頸は完全には，坐らないが，かなりしっかりしている．4か月で大部分の乳児は頸が坐る．健診実施時期により定頸に差が認められるが，同じ月齢の乳児に比べ定頸が不安定な場合，未定頸として経過観察が必要である．母親に「頸の坐りが少し弱い」といった表現で所見を伝える．少し心配している母親へ，次のような赤ちゃん体操のやり方を説明する．子どもを机の端に坐らせ，母親は椅子に対面して坐って高さを合わせて，顔を見合わせながら母親がゆっくり左右に動く．母親を追視できたら，次にスタッフがゆっくりと子どもの体を繰り返し左右に少しずつ倒すことをその場で行ってみせる．その後母親にも実際に実施させ，できることを確認する（107ページ参照）．

引用文献

1) Illingworth RS（著），山口規容子（訳）：ノーマルチャイルド．メディカル・サイエンス・インターナショナル，1997

参考文献

・横井茂夫：乳幼児健診と母子健康手帳．小児科臨床　2009；62：2615-2619
・川井尚，平山宗宏（編）：新版・乳幼児保健指導．日本小児保健協会，2002

（横井茂夫）

第Ⅱ章　どう診てどう対応する

B　6～7か月児健診における境界児

Check Point

- ☑ 寝返りをする
- ☑ お坐りをする
- ☑ 物をつかむ
- ☑ 人見知りをする
- ☑ 離乳食を嫌がらない

1　6～7か月児健診の実際

ⓐ 身体計測値の評価

- ■体重　7.8 kg　（6.2～9.4 kg）
- ■身長　68 cm　（63～72 cm）
- ■頭囲　43 cm　（38～44 cm）

※各身体測定値は概数を示した．健診で小さい・大きいと感じたときは必ず母子健康手帳の発育曲線上に記入して評価する．

ⓑ 母子健康手帳の問診項目

1）寝返りをしますか

仰臥位から腹臥位に，あるいはその逆の寝返りができればよい．
7か月で95％が寝返りをする．

2）お坐りをしますか

初めは両手を前について背を丸くして坐る．6～7か月で50％，7～8か月で80％が坐れる．

3）体のそばにあるおもちゃに手を伸ばしてつかみますか

5か月で手を伸ばしてつかみ，6か月でつかんだおもちゃを右手から左手に持ち替える．

4）家族と一緒にいるとき，話しかけるような声を出しますか

4～5か月で喃語が出現し，6～7か月で父や母に話しかけるような，あるいは話しかけに答えるような調子で「アーアー」と声を出し始める．

ⓒ 診察方法

ベッド上で，仰臥位→顔布テスト→引き起こし反応→坐位→側方パラシュート反応→腹臥位の順に診察し評価する（図）[1]．

1）仰臥位

子どもは顔を検者のほうに向け，右手で右足首，左手で左足首をつかみ，ときに足の指をしゃぶることもできる．

2）顔布テスト

子どもの顔に厚手のハンカチ大の布をかけて両目を覆い，かけたハンカチの取り具合をみる

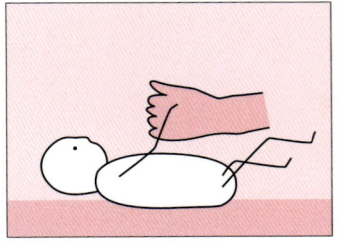

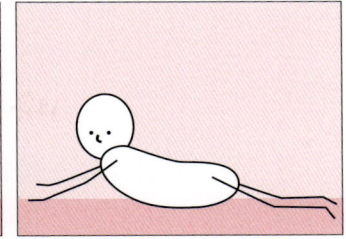

a：5か月
引き起こそうとすると頭を持ち上げる．

b：6か月
前方に手で支えて坐る．

c：6か月
腹臥位—手で体を支持して，腕は伸展する．

図 診察の手順・5〜6か月の姿勢
(Illingworth RS(著), 山口規容子(訳)：ノーマルチャイルド. メディカル・サイエンス・インターナショナル, 1997)

(cloth on the face test)．5か月では両手を使って布を取り除く．6か月では両手を顔に持っていくが，片手で取ることが多い．

3）引き起こし反応

引き起こすときに，あごを引き頭部が前屈し，四肢が屈曲する．引き起こす検者の手に子どもが自分から起き上がってくるような感覚を感じられる．

4）坐位

お坐りの一般的発達は，
- 5か月：腰を支えると坐れる
- 6か月：両手を前について坐れる
- 7か月：背を伸ばして，手を離して坐れる
- 8か月：お坐りしていて，上体をねじって横のものが取れる

5）パラシュート反応

防御反応の1つで，立位か坐位にした子どもを前後左右に倒すと，身を守るように指を開いて上肢を伸展させる反応をいう．左右に倒すときに倒された側の手の指の開き方がパラシュートが開く様に似ているのでパラシュート反応と名づけられた．健診で，坐っている子どもの体幹をゆっくり倒したときには，倒された側の側方パラシュート反応と共に，頸部と体幹の立ち直り反射，反体側の下肢の平衡反応の出現も観察する．たとえば，坐位の子どもを右側に倒したときに，倒れまいとして頭部と体幹は左へ，右手は伸展して手が開いて床につき，左足が伸展してバランスを保とうとする．この反応は6か月後半から出現し始める．

6）腹臥位

腹臥位で，両上肢を伸ばして，手を広げて体重を支え，胸を床面より離して持ち上げる（腕立て位）．片手で上半身を支えたり，腹まで床面より持ち上げることもある．

7）人見知りをする

6か月頃から人見知りが出現し，7〜8か月になると母親を特別な人として愛着を示すようになる．何か欲しいものがあると「アーアー」と声を出して要求することも始まる．

ⓒの1）〜7）の項目のうち，7）は母親への問診で判断する．境界児の場合，6か月児で2〜3項

目，7か月児で1〜2項目できないことが多い．3〜4か月児健診に比べて，境界児のなかで，シャフリングベビー，軽度精神発達遅滞児，晩熟児(slow starter)，乳児良性筋緊張低下児，軽度発育不良児が明確になってくる．筋緊張亢進児では坐位が可能となっている．

2 この時期に経過観察になる事例

ⓐ 寝返りをしない

　寝返りをしない子どもには，2つのタイプがある．1つは全体的に発達の遅れた子どもで人見知りが少なく，お坐りの発達も遅く，パラシュート反応も出現せず，筋緊張が低下し寝返りをしない．もう1つは引き起こし反応で自分から起きあがってくる，坐位のバランスも月齢相当の発達であるが，寝返りをしない．前者には「少し発達が遅いので，楽しく刺激をしましょう」と話し，坐位のバランスを促進させるために，母親の膝に坐らせて，腰を支えながら左右に倒すようにする．子どもの前に鏡を置いて，鏡に映る左右の動きを見せながら，童謡を歌いながら行う．寝返り練習は足のほうから回転させる．後者は腹臥位が嫌いなために寝返りをしないので，床に母親が仰臥位で寝て，母親の胸の上に子どもを腹臥位にさせると，腹臥位を嫌がらなくなる．寝返り練習で足のほうから回転させると数日で寝返りをするようになる．

ⓑ 離乳食を嫌がる

　30年前の小児栄養学では月齢が4か月，体重が7kgになったら離乳準備食の果汁・重湯を開始した．最近の栄養学では離乳準備食は不要で，固形物の口への取り込みに支障をきたす吸啜反射や探索反射などの原始反射が消失するのを待って離乳食を開始するのが良いとされている．したがって以前よりも離乳開始は遅くなる．健診で離乳食を開始したが食べないことを相談されたとき，「固い物より柔らかい物へ・中期食なら前期食へ」戻すように指示しがちである．指しゃぶりや母乳は大好きで，食事をスプーンで与えると嫌がって食べない子どもはスプーン嫌いの子どもである．この場合，母親はスプーンを使わずに指で食べさせる．まず母親の中指で子どもの下唇を優しく触ると，子どもの舌が何かを探るように出てくる．次に出てきた舌に裏ごし状態の甘いサツマイモ，カボチャ，ニンジンを人差し指で与えると，母親の指をなめるようになり徐々に食べるようになる．

ⓒ 人見知りをしない

　この時期に人見知りをしない，あやしても声を出して笑わない，喃語が少ない，おとなしいなどの行動特徴がみられるときは，広汎性発達障害・自閉症スペクトラムの心配がある．とくに兄姉に比べてこのような行動が多くみられるときはその可能性が高い．一方このような行動がみられても1歳半頃から行動が変化し正常児となる例もある．早期の診断よりも早期の適切な対応が重要である．人への興味を持続させ，人の顔に笑うことをより多くする．たとえば，母親の膝に抱いて子どものお腹をくすぐる．子どもが母親の顔をジーっと見たら，「いないいないばあ」をする．子どもが喃語の「アーアー」や「マーマー」としゃべったら，母親はこの喃語をまねて「アーアー」や「マーマー」と反応する．大人から刺激をしかけて子どもの反応を少しずつ高めるようにする．このようなことを2か月行っても変化が少ないときは発達評価を行う．

引用文献

1) Illingworth RS(著),山口規容子(訳):ノーマルチャイルド.メディカル・サイエンス・インターナショナル,1997

参考文献

- 横井茂夫:乳幼児健診と母子健康手帳.小児科臨床 2009;**62**:2615-2619
- 川井尚,平山宗宏(編):新版・乳幼児保健指導.日本小児保健協会,2002

(横井茂夫)

COLUMN

乳幼児健診と境界児①
乳幼児健康診査において

■保護者の訴えは重要である.保護者には健診で聞きたい事項を前もって順位をつけて聞いてもらえると,健診のスタッフは答えやすく,かつ保護者の要望に的確に応じられる.スタッフは保護者の訴えを症状に置き換え,児の年齢を考慮してその対策を提案する.さらにスタッフは児について気になる事項を,たとえば「首の坐りがもう一歩である」「言葉が遅い」「落ち着きがない」など具体的に伝え,診断名や疑われる診断名は話すべきではない.

■健診のスタッフは保護者の訴えに沿って,実際の診察で確認し答える.診察では発達の評価により順調に発達していることを確認する.異常を見つけるのではなく,年齢相当の発達をしていることを確認する.乳児期は首の坐りを確認するが,保護者が児の頭を支持せずに縦抱きにできるかをみる.可能ならば頭部の視性立ち直り反射をみる.乳児期の神経学的異常で注意すべきことは筋トーヌスである.診察では仰臥位と腹臥位の姿勢,Landau反応をみる.そして保護者から「体が柔らかくて抱きにくいか」あるいは「反り返りやすいと感じているか」を聞く.これらの筋トーヌスの異常は10か月頃までに消失するが,幼児期に言葉の遅れや多動,こだわりなどの訴えがある場合には境界児を念頭に経過観察する.経過観察は目的を明らかにして,乳児期は1か月〜3か月後,幼児期は3か月〜6か月後の予約を提案する.気になる症状や症候は分類して次回診察時に再評価する.

(落合幸勝,宍戸 淳)

第Ⅱ章　どう診てどう対応する

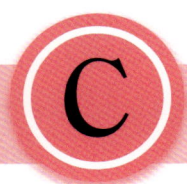

C　9〜10か月児健診における境界児

Check Point

- ☑ 這い這い
- ☑ つかまり立ち
- ☑ 指でつまむ
- ☑ 後追い

1　9〜10か月児健診の実際

ⓐ 身体計測値の評価
- 体重　8.7 kg　（7.0〜10.5 kg）
- 身長　71 cm　（66〜76 cm）
- 頭囲　46 cm　（43〜48 cm）

※各身体測定値は概数を示した．健診で小さい・大きいと感じたときは必ず母子健康手帳の発育曲線上に記入して評価する．

ⓑ 母子健康手帳の問診項目

1）這い這いをしますか
　9か月児の90％は，ずり這いか，四つ這いで移動できる．

2）つかまり立ちができますか
　何かにつかまらせて立たせたとき，9か月児の90％は立っていられる．

3）指で小さい物をつまみますか
　たまごボーロや干しブドウを9か月児の95％が親指と人差指でつまめる．

ⓒ 診察方法
　ベッド上で，坐位→立位→腹臥位の順に診察し，評価する（図）[1]．

1）坐位
- 8か月児：お坐りが完全にでき，坐っておもちゃを持って遊んだり，横のものが自由に取れるようになる．
- 9か月児：坐位の姿勢はより安定し，おもちゃや哺乳瓶を両手で持って口に入れる．

2）立位
- 9か月児：立位でつかまらせると，しばらく立っていられる．
- 10か月児：つたい歩きをするか，片手におもちゃを持ってつかまり立ちができる．

3）腹臥位
- 8か月児：上体を片手で支えて，もう一方の手は自由に動かしておもちゃを持って遊ぶ．
- 9か月児：上肢で支えて後方へ這い這いが始まる．また股関節を屈曲して四つ這いの姿勢ができる．

54

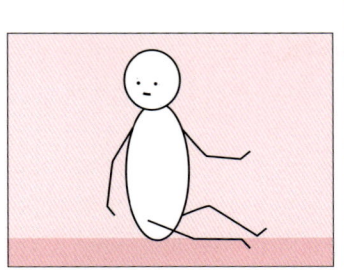

a：11か月
坐って体を回す．

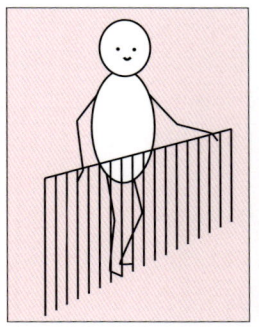

b：9か月
立つ—乳児用サークルにつかまって．

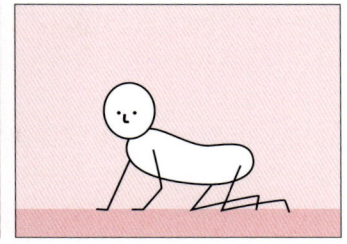

c：10か月
四つ這いの姿勢—手と膝で体を支える．

図┃診察の手順・9〜11か月の姿勢
（Illingworth RS（著），山口規容子（訳）：ノーマルチャイルド．メディカル・サイエンス・インターナショナル，1997）

- 10か月児：四つ這いも上手になり，高這いも始まる．

4）微細運動
- 机上から物を何度も繰り返して落とす．
- 引き出しを開けて，色々なものを引き出す．
- 親指と人差指で小さなものをつまむ．

5）社会性
- 自分から体をのりだして，抱いてもらいたがる．
- 「いやいや」や，両手を打ち合わせる「シャンシャン」などをして見せると，そのまねをする．
- 「だめ」というと，ちょっと手を引っ込めて親の顔をみる．

　ⓒの1）〜5）の項目のうち4），5）は母親への問診で判断する．境界児の場合，9か月児で2〜3項目，10か月児で1〜2項目できないことが多い．3〜4か月児健診に比べて，境界児のなかで，シャフリングベビー，軽度精神発達遅滞児，晩熟児（slow starter），乳児良性筋緊張低下児，軽度発育不良児の区別が明確になる．広汎性発達障害児・自閉症スペクトラム児は運動発達が良好で，一人で遊んでいる手のかからない子どもで，人見知りや後追いがないことが多い．筋緊張亢進児は10か月前後でひとり歩きすることが多い．

2　この時期に経過観察になる事例

ⓐ後追いをしない

　這い這いができて自由に移動できるのに，一人で遊ぶことが多く後追いをしない，母親の膝に登ってこない，名前を呼んでも来ないときは広汎性発達障害・自閉症スペクトラムや精神発達遅滞が心配される．母親も心配している場合には発達評価をし，小児科専門医へ紹介する．健診時に泣いてばかりで評価ができないときは，母親に，少し心配なので1歳の誕生日頃に再

第Ⅱ章　どう診てどう対応する

健診に来るように勧める．呼びかけやテレビの音への反応が少ない場合は，新生児期の聴力検査が正常でも専門医での聴力検査を依頼する．適切な刺激として，やりとり関係を勧める．箱から出したら戻してまた出す，机から落としたら戻してまた落とす，くすぐって笑ったら，ちょっと待ってくすぐる，母親も四つ這いになり親子で這い這いで追いかけっこをする，などが良いだろう．

ⓑ 這い這いしない・シャフリングベビー

安定したお坐りは上手だが，這い這いしない乳児がいる．正常児が這い這いする7～8か月の時期に，坐ったままでいざって移動する乳児をシャフリングベビー（shuffling baby）という．3～4か月児健診では，定頸はしているが上肢に比べて下肢の筋緊張が低下している．6～7か月児健診の問診で母親に尋ねると，寝返りはできなくて腹臥位を嫌がるという．引き起こし反応で上肢体幹の反応は良いが，下肢は筋緊張低下し股関節は開排したままである．立位にすると，この時期の正常児は下肢を伸展して体重を支えるが，シャフリングベビーは下肢を曲げてしまって体重を支えようとしない．7～8か月頃より坐位にすると坐っていられるが，這い這いはせずに，9か月頃より坐ったままでのいざり歩き（shuffling）を始める．この例の40％は家族歴が陽性である．1歳6～9か月でひとり歩きし，その後の発達は順調である．

上半身の発達が正常で家族歴があるときは，子どもを無理に立たせずに，母親の大腿部に跨って坐らせ前後左右に倒すように母親に説明する．

📎 医師国家試験にこんな問題が出題される時代です

毎年春に行われる医師国家試験では子どもの発育や乳幼児健診に関する設問が毎年出題される．最近の医師国家試験の臨床問題は実際にあるようなケースが提示され，問題の難度も高いので，ここに紹介する．

> **問題** 10か月の乳児．母親が発達の遅れを心配して来院した．在胎38週，自然分娩で出生．母乳栄養である．定頸5か月，坐位9か月，寝返りはするが這い這いはできない．
> この児に対する発達の評価に適しているのはどれか．2つ選べ．
>
> a　Moro 反射
> b　Landau 反射
> c　Babinski 反射
> d　手掌把握反射
> e　パラシュート反射
>
> **こたえ** bとe

（第100回医師国家試験問題より引用）

この問題は新生児反射と粗大運動発達に関する設問で，粗大運動発達が軽度に遅れたケースの評価である．反射と運動発達には一定の関係があり，たとえば新生児期に出現するMoro反射が3か月で消失すると定頸できる．新生児期に出現する手掌把握反射が4か月で消失すると物に手を伸ばしてつかめる．Landau反射（乳児を腹臥位で水平抱きにし，頭を前屈させると体幹と下肢を屈曲させる反射）と防御反射のパラシュート反射（抱いた乳児の身体を支えて頭から前方に落下させると，両上肢と指を伸展開大して支えようとする反射）の両方が出現すると這い這いが可能になる．Babinski反射は病的反射でこのケースには無関係である．学生が解く問題であるが，解けただろうか．

ⓒ 偏食・小食

　離乳食が1日2回から3回になり，食事の種類や内容も広がり，手づかみ食べも出現する時期であるが，境界児では野菜・肉を食べない偏食や母乳やミルクは飲むが食べない小食の相談がある．このような場合，身長体重を測定し母子健康手帳の発育曲線上に記入して－2SDの範囲なら心配ないと話し，具体的な食事を説明する．野菜を食べない子どもでは，おやつの野菜としてサツマイモ・バナナ・リンゴ・寒天，食事の野菜として納豆・海苔・麦飯を勧める．パン好きの場合は手作りパンに裏ごしのニンジン・カボチャを入れるようにする．無理に食べさせることはせず，離乳食ではない親の食べている物を食べさせるのも効果がある．

引用文献

1) Illingworth RS（著），山口規容子（訳）：ノーマルチャイルド．メディカル・サイエンス・インターナショナル，1997

参考文献

・横井茂夫：乳幼児健診と母子健康手帳．小児科臨床　2009：**62**：2615-2619
・川井尚，平山宗宏（編）：新版・乳幼児保健指導．日本小児保健協会，2002

（横井茂夫）

第Ⅱ章　どう診てどう対応する

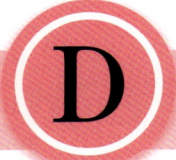

D　1歳6か月児健診における境界児

Check Point

- ☑ 歩く・走る―high guard → low guard
- ☑ 話す―一語文 → 二語文
- ☑ 聴く―名前を呼ばれると振り向く

1　1歳6か月児健診の実際

ⓐ 身体計測値の評価[1]

- ■ 体重　男児　10.6 kg　（8.5〜12.5 kg）
　　　　 女児　10.04 kg　（8.1〜12.0 kg）
- ■ 身長　男児　81.1 cm　（75〜85 cm）
　　　　 女児　80.0 cm　（74〜84 cm）

※各身体測定値は概数を示した．健診で小さい・大きいと感じたときは必ず母子健康手帳の発育曲線上に記入して評価する．

ⓑ 母子健康手帳の問診項目

1) ひとりで歩きますか

　ひとり歩きができるようになり，上肢の位置が徐々に下がり始める（図1）．

2) 言葉をいくつか話しますか

　意味のある単語を話せるようになる．「パパ」「ママ」「マンマ」「アンパンマン」「ブーブー」などを使い分けるかどうか，また絵本や写真を見て言葉を話すかどうかを評価する．

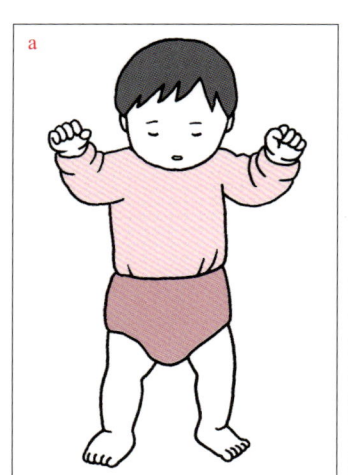

　　a　歩行前期（high guard）　　　b　歩行中期（middle guard）　　　c　歩行後期（low guard）

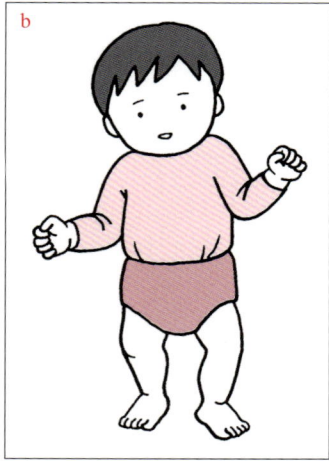

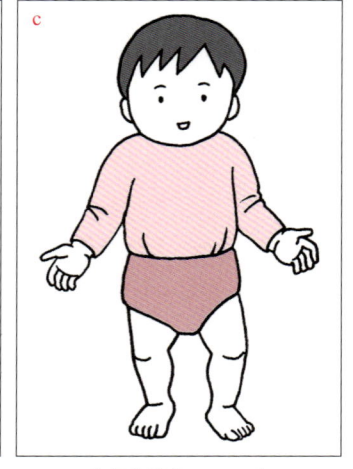

図1 歩行機能の発達段階（3 guards）

3）後ろから呼ぶと振り向きますか

聴力を評価する．発音の曖昧さや感情の起伏の激しさ（イライラした様子）が続いたり，言葉によるコミュニケーションが不十分である場合は聴力検査が必要となる．

4）哺乳瓶を使っていますか

哺乳瓶を使用すると，上の前歯の後ろにミルクが溜まりむし歯の原因となる．哺乳瓶を使用した後は前歯の後ろを綿棒できれいにするとよい．

5）食事や間食（おやつ）の時間は決まっていますか

食事やおやつの後の食物残渣があると，むし歯菌により酸が産生されむし歯になる．食事やおやつの後に歯間ブラシなどで残渣をきれいにする．

c 診察方法

1）問診

成長と発達の連続性（図2）[2]を踏まえて，運動機能，言語，栄養（食機能），排尿・排泄を含めた生活習慣に関する情報を入手する（表1）[3]．

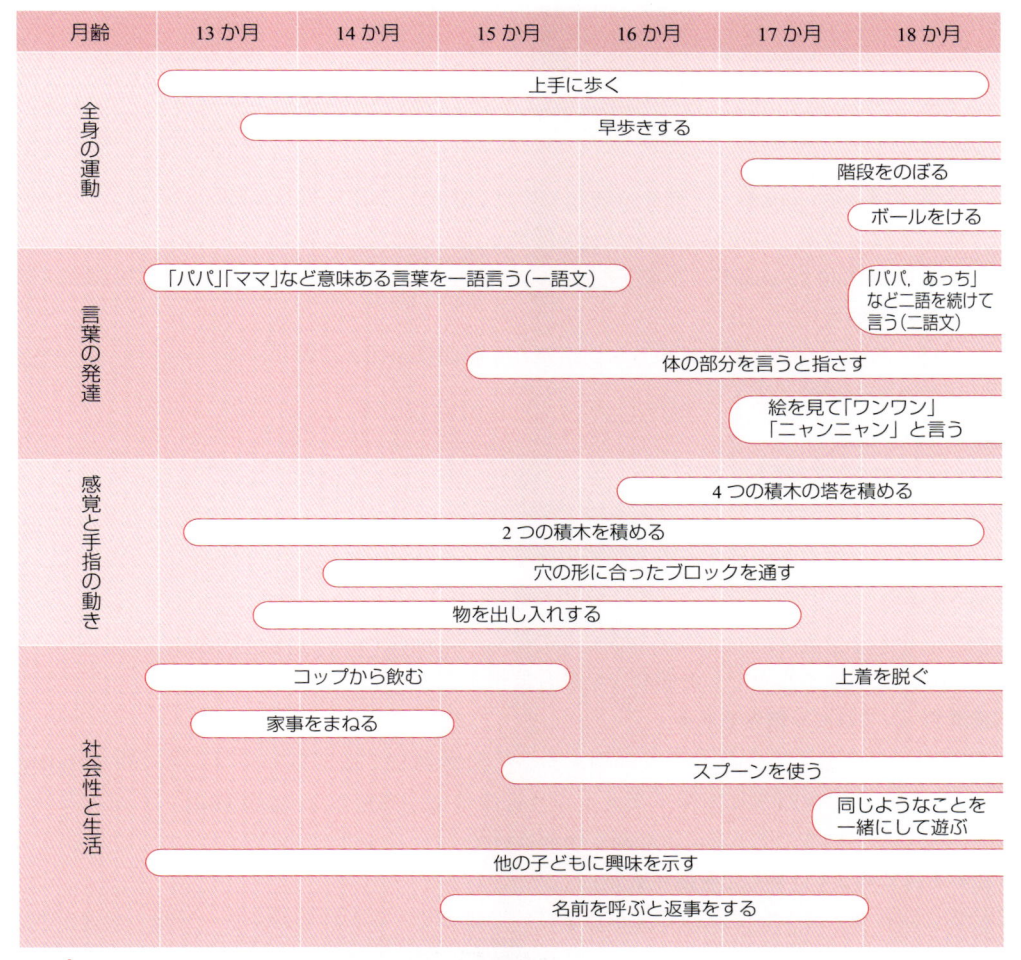

図2 13か月～18か月までの運動・知能・感覚の発達

（文献[2]より一部改変して引用）

第Ⅱ章　どう診てどう対応する

表1　問診項目

- ひとりで上手に歩きますか
- 手を軽く持つと階段をのぼれますか
- 積木を2つか3つ積めますか
- 鉛筆やペンを持ってなぐり書きをしますか
- 自動車（ミニカー）を「ブーブー」といって動かしたり，お人形を抱っこして遊んだりしますか
- 絵本を見て知っているものを指さしますか
- 「パパ」「ママ」などの意味のある単語を言いますか
- 相手をしてあげると喜びますか
- 他の子どもに関心を示しますか
- 名前を呼ぶと振り向きますか
- 音楽を聞くとダンスしたり，歌ったりしますか
- 目について心配なことがありますか
- 食事について心配なことがありますか（小食，むら食い，偏食，母乳を飲んでいる，など）
- 以前に何らかの異常があるといわれたことがありますか
- 子どもの顔を見るとほっとすることがありますか
- 家族は育児に協力してくれますか

（文献[3]より一部改変して引用）

2）運動機能・反射

①歩行

- 歩行前期（high guard）：下肢を外旋して両足を開き，上肢を外転外旋・屈曲挙上したままで，下肢を伸展・体をねじりながら歩行する（図1-a）．
- 歩行中期（middle guard）：下肢を屈曲しながら歩行するようになると挙上していた上肢が下がり始める（図1-b）．
- 歩行後期（low guard）：上肢がさらに下がり，肘関節が体幹に接するようになり，上下肢の協調運動ができるようになる（図1-c）．

②ホッピング反応

立位で前後左右に倒そうとすると，左右の場合は倒される方向と反対側の下肢が交差して体重を支え，前後の場合は左右いずれかの下肢が倒される方向に出て体重の移動をスムーズにする．体のバランスを保つ平衡反応としてのホッピングが安定する．

③積木を積む

積木を指先でつまみ，2～3個以上積めるかどうかを評価する．つまみ方（図3）が年齢相当でない場合，左右いずれかでしか積めない場合は精査を要する．

④鉛筆やペンでなぐり書きをする

鉛筆やペンの持ち方もあわせて評価する．手を回外して指全体で持つ「回外持ち（spinate grasp）」から，手を回内して指で支えるようになる「回内持ち（pronate grasp）」，さらには中指・人差し指・拇指で支える「3点持ち（tripod grasp）」へと進化する（図4）．

⑤絵本を見て知っているものを指さす

絵本に限らず，カレンダーの写真や絵を見て，知っているものを指さす．言語の発達が進むと，指さしと同時に言葉（「ワンワン」「アンパンマン」など）による表現もする（図5）．

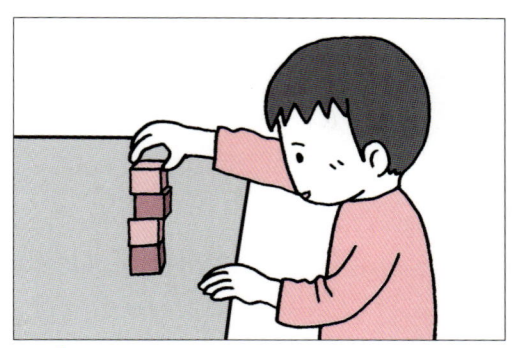

D ■ 1歳6か月児健診における境界児

図3 積木を積む

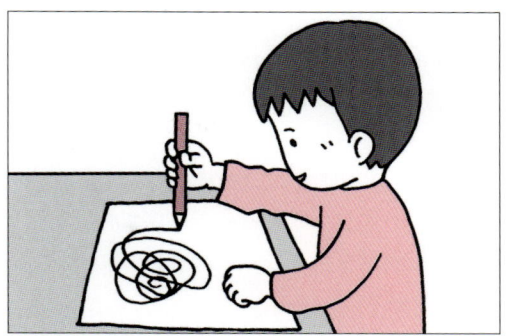

図4 鉛筆でなぐり書き

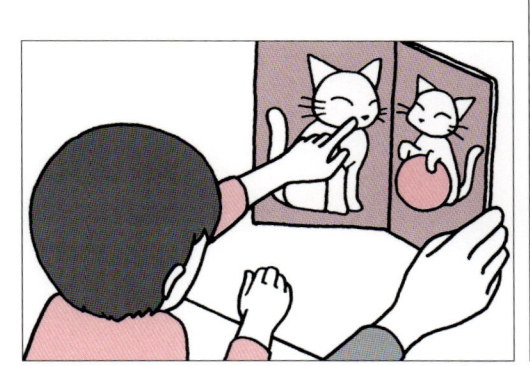

図5 絵本で知っているものを指さす

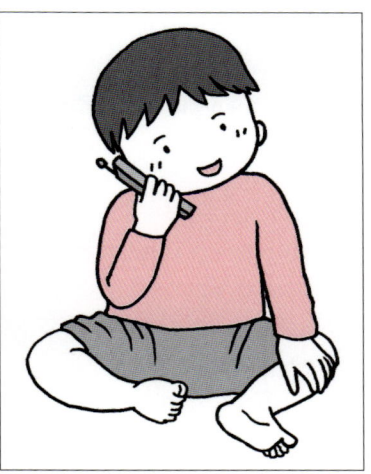

図6 動作をまねる

表2 発達評価のチェック項目

粗大運動	速く歩く* 手をつないで階段をのぼる 椅子にのぼる 後ずさり(後ろへ歩く)
微細運動	スプーンを使える コップで飲める
社会性	友達と遊べる
コミュニケーション	言葉（単語：5〜15） 絵本のキャラクターを指さす からだの部位を指さす 指示通りに行動する
認知機能	逆さまの絵本を正しい向きになおす 物を隠したり見つけたりする ごっこ遊びをする

* 前後左右への重心の移動を修正しつつ，とくに前方への体重の負荷を吸収しながら，つんのめることを最小限にとどめて歩く様子をさす．

（文献[5]より一部改変して引用）

⑥動作をまねる

電話やマイクなどを持って大人の動作をまねる[4]（図6）。

3）情緒・社会性

親が一緒にいると，自由な行動をしたり友達と一緒に遊んだりすることができる．また，親の存在ならびにその位置を確認しながら探索行動をする．不安が生じると親のところに急いで戻るが，不安がなくなると再び探索行動を始める．親の膝の上に坐って，親の近くにいたいという意思表示をすることや，家族（親・兄弟）の帰宅時に「お出迎え」をすることも同様の心理状態を反映する．

その一方で，欲求不満から「かんしゃく」を起こす．

4）発達評価のチェック項目

発達評価の際，チェックすべき項目を表2[5]に示す．

表3 遭遇する頻度の高い発達の遅れ

発達の遅れ	鑑別疾患
歩かない	脳性麻痺，精神発達遅滞，ミオパチー，正常発達のバリエーション，シャフリングベビー
歩き方がおかしい，転びやすい	軽度脳性麻痺，整形外科的疾患
言葉の遅れ（意味のある言葉を言わない）	精神発達遅滞，難聴
音への反応が鈍い	精神発達遅滞，難聴
反応が鈍い	軽度精神発達遅滞，難聴（軽度～中等度）
指のつかみ方がおかしい	軽度脳性麻痺

（文献[3]より一部改変して引用）

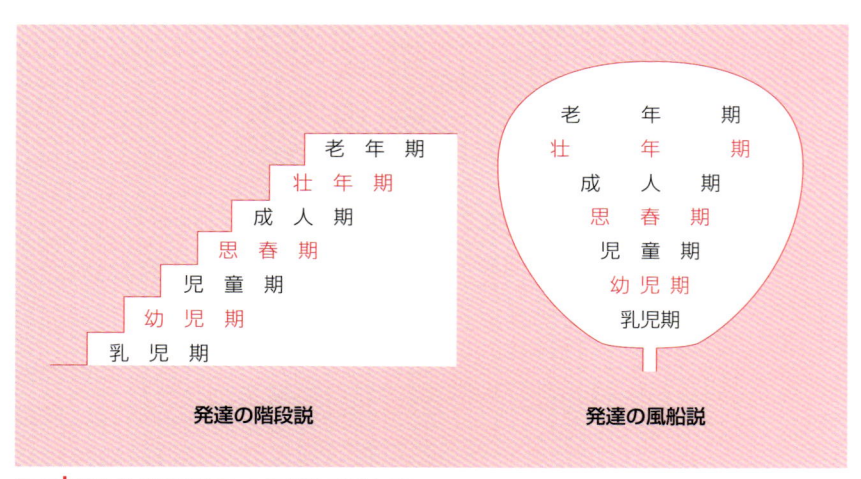

図7 階段的発達解釈から風船的発達解釈へ

発達の階段説　　発達の風船説

（文献[6]より引用）

2 この時期に経過観察になる事例

1歳6か月児健診時に経過観察になるおもな理由を表3[3]に示す.

ⓐ忘れてはならないポイント

子どもの特徴である成長と発達を「点」ではなく「線」でとらえること(評価すること)を忘れないようにする．重要なポイントを以下に示す．

① 個体と環境の相互作用という視点から発達をとらえること
② 発達の弾力性・可塑性と発達予測のむずかしさを認識すること
③ 乳幼児を家族(親・祖父母など)との関係においてとらえること
④ 身体面・心理面の評価のバランスを整えること
⑤ 幼児を多面的・反復的にとらえること
⑥ 階段的発達解釈ではなく風船型発達解釈を行うこと(図7)[6]

月齢・年齢で区切りながら評価するよりも，個人の発達の特性を考慮して評価・解釈することが重要である．

ⓑ実際に経過観察となった事例

1歳6か月児健診で，実際に経過観察となった事例を示す．

> **CASE1**
>
> **1歳6か月　男児　主訴：立てない**
>
> **所見**
> 経過　定頸：3か月　　お坐り：6〜7か月　　寝返り：6か月
> 　　　つかまり立ち　膝で支える(膝関節の伸展不可)
> 　体重増加・身長の伸びは年齢相当で，食行動(咀嚼など)ならびに離乳・卒乳もすでに終了．
> **家庭環境**
> 　父方の祖父母と両親との5人家族で，祖父母にとっては初孫．
> **日常生活**
> 　ぐずるとすぐに祖父母あるいは母親が抱っこしてあやすことが日常化しているため，欲しいものがあっても自分からは取りに行かない．
> 　視力・聴力には異常なし．
> **指導の方針・経過**
> 家族(特に祖父母)の過干渉を制限することを指導．過干渉の制限を開始して45日めで立てるようになり，52日めに歩行開始．
>
> **注意を要する場合**
> ■ 健診時の母親のあやし方・抱っこの仕方がぎこちない場合
> ■ 健診時に親だけでなく家族が同席する際に不自然さ(母親の発言が少ない，父親が無関心など)を認める場合には，母親だけとコミュニケーションを取れる場所を設ける．

過保護により立位の発達が遅れた事例である．最近，親の育て方による運動発達の遅れが目立つ．境界児を判断するときに，疾病のみでなく育て方による配慮もこれからは必要となる．

第Ⅱ章　どう診てどう対応する

📖 引用文献

1) 厚生労働省雇用均等・児童家庭局：平成12年乳幼児身体発育調査報告書．2001
2) 田原卓浩，吉永陽一郎，山田奈生子：すくすく赤ちゃん．保健同人社，2007
3) 前川喜平：神経学的発達チェック法．前川喜平，小枝達也（編）．写真でみる乳幼児健診の神経学的チェック法　改訂7版．南山堂，2007：187-195
4) 0歳からの教育増補版ニューズウィーク日本版 SPECIAL EDITION．阪急コミュニケーションズ，2008
5) McInerny TK, Adam HM, Campbell DE, et al.（eds）：American Academy of Pediatrics Textbook of Pediatric Care-Tools for Practice. American Academy of Pediatrics, 2009
6) 前川喜平：フォローアップの問題点とピットホール．柳澤正義（監），横田俊一郎（編）．小児科外来診療のコツと落とし穴 3　乳幼児健診．中山書店，2004：38-39

（田原卓浩）

COLUMN

乳幼児健診と境界児②
専門医療機関への紹介の実際

■乳幼児期の発達遅滞児は乳幼児健診で発見されると，二次健診そして三次健診や精密健診で経過追跡し，その遅れが確認されたら，小児神経科医の専門医療機関や発達障害児の療育機関に紹介する．各地の大学病院小児科の小児神経外来，発達障害児・者支援センター，保健所の精密健診や療育相談などが紹介先となる．退行を示す進行性疾患や難治性てんかんなどが疑われる場合を除いて，担当医師が発達の遅れを確認した時点で専門医療機関に紹介する．専門機関へ紹介するときに，保護者には遅れや異常について，「反り返りが強い」「言葉が遅い」「落ち着きがない」など具体的な事項について話し，専門家に相談したほうがよいと提案する．

■専門医療機関に紹介した後，専門家の判断を確認し，その後の育児指導や離乳食指導，健康管理など一般小児科医の地域でのかかわりを継続し経過追跡する．また，専門医療や療育がきちんと継続されているかも定期乳幼児健診で確認する．

（落合幸勝，宍戸　淳）

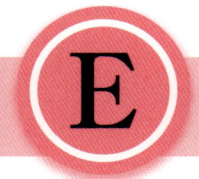

E 3歳児健診における境界児

Check Point

- ☑ 名前，年齢を答える
- ☑ 「だれと」「どうやって」の問いに答える
- ☑ 「どちらが大きい・小さい」かわかる
- ☑ 赤・青・黄色・緑を区別できる
- ☑ 積木で塔を作る
- ☑ まねて丸を描く
- ☑ 片足立ちが2〜3秒できる
- ☑ 両足とびができる

1 正常発達のめやす

　3歳は運動・言語・認知の発達における重要な節目の時期である．

　粗大運動発達においては，走る，階段をのぼるといった日常生活にかかわる運動技能はこの頃までに獲得され，以後は協調的な運動の成熟が評価の対象となる．3歳においては，片足立ちが3秒程度でき，でんぐりがえり（前転）ができるようになる．やったことがないという場合もあるが，ほとんどの子どもは少し教えるとできるようになる．

　認知能力においては，1歳半〜2歳頃に表象機能が発達し，ふりや見立て遊びができるようになる．3歳では，ままごとでお母さんのふりをしたり，積木を車に見立てて押したりといった遊びがみられる．言語能力の発達も著しく，多語文を使用し，言葉によるコミュニケーションがかなり取れるようになる．また「何」「だれ」「どこ」といった問いを理解し，答えることができるようになる．物の名前や動作語に加え，抽象的な概念をあらわす語が理解できるようになり，「大きい・小さい」「長い・短い」と言った言葉や色名がわかるようになる．

　食事・排泄といった生活習慣もこの時期までにほぼ自立する．食事は箸を使ってほとんどこぼさないで食べるようになり，排尿・排泄も失敗することが少なくなり，日中のおむつが必要なくなる．ただし，この領域については養育の影響も大きく，近年では箸を使わずにフォークを使わせている保護者や，外出時などにはおむつを利用している保護者も多い．

　また，自己意識の発達も3歳児の重要な特徴である．1歳半頃には自分の名前がわかるようになり，1歳半から2歳にかけて鏡や写真の自分をさすようになる．自己意識の芽生えとともに，2歳半から3歳頃になるとさかんに自己主張をするようになり，「イヤ！」「自分でする！」と言うことが多くなる．これがいわゆる「反抗期」である．大人に依存していた状態から抜け出し，何でも自分でしようとする自主性の現れであるが，3歳児はまだ，ものの善悪やきまり，危険なことの区別などをわかっていないので，何でも思い通りになるわけではなく，大人の反対や禁止にあうことになる．このような経験を通して，他人（大人）が自分とは異なる考えを持っていることを理解し，やっていいことといけないこと，我慢することなどを学んでいく．このように3歳は自我の芽生えとともに社会性を身につけ始める重要な時期である．

2 健診内容

　3歳児健診においては，身体所見に加えて発達の確認が必要である．3歳児では大人の指示に従い，ひとりで座って診察を受けることができるようになるが，反抗期でもあるため，機嫌を悪くしてしまうと発達の確認をするための診察はむずかしくなる．健診全体が楽しくおだやかな雰囲気となるよう心がける．

ⓐ 問診

　表1に3歳児健診の問診票の例を示す[1]．**17**が発達の状況を尋ねる項目で，そのうち①〜④が運動発達（①②が粗大運動，③④が微細運動），⑤〜⑧が生活習慣，⑨〜⑫が言語発達を尋ねる項目である．鳥取県における各項目の通過率を**表2**に示す[1]．不通過の項目が複数ある領域については遅れが疑われるので，診察と保護者へのインタビューにより確認する．集団健診の場合は，医師の診察前に保健師や心理士が問診の段階で，絵本やおもちゃを使って言語発達や認知発達について確認しておくと効率的である．

ⓑ 診察項目

　診察においてはまず入室時の歩行を確認する．入室してきたら椅子にひとりで座らせる．どうしても嫌がる場合は母親が抱いたままでもよいが，いつもそうであるのか，あるいは原因が何かあって今日はできないのかを確認する．分離不安の強い子どもでは母親から離れて座ることがむずかしい．とくに誘引もないのに非常にはげしく泣き叫んでいたり，指示にまったく応じようとしなかったりする場合には，発達上の問題があることもある．続いて，座ったままで行うことのできる言語，認知能力，微細運動などについて確認し，その後に身体所見の診察，粗大運動の確認を行うとよい．

1）言語発達

- 名前，年齢を答える．
- 「だれと」「どうやって」の問いに答えることができる．

　3歳では「お名前は？」「いくつ？」といった問いに答えることができる．さらに「今日はだれと来たの？」「今日はどうやって来たの？」と聞く．多くの3歳児は「ママと」「車で」など，問いに応じた答えができる．自閉傾向のある子どもでは，名前や年齢，物の名称などは答えられても，このような問いには適切な答え方ができないことがある．保護者が「しゃべるが会話が成立しない」と感じている場合があるので確認する．

- 「どちらが大きい・小さい」かわかる．
- 赤・青・黄色・緑を区別できる．

　3歳では大小，長短，色などの概念がわかるようになる．このうち大小の理解が一番早く獲得される．問診で抽象概念理解の遅れが疑われた場合には，少なくとも「どちらが大きいか・小さいか」を指さしで答えられることを確認する．色については自分から色名は言えなくても，こちらが色名を言えば指さすことができるのかどうかを確認する．上の2つとも不通過の場合には抽象概念の理解に遅れがあると判断する．会話や微細運動，生活習慣などにも遅れがある場合には知的障害が疑われる．

E ■ 3歳児健診における境界児

表1 | 3歳児健診の問診票

健診日：平成　年　月　日	3 歳 児 健 康 診 査 票		No.____
（満3歳　か月）			整理番号

この枠内の項目を記入のうえ，健診を受けてください．
お子さんの健康状態を知るためのものです．あてはまる番号に○印を，（　）内には文字・数字を記入してください．

フリガナ		生年月日	年　月　日生	保護者名	父
幼児氏名		性　別			母

住　所	電話番号（　　―　　）	アンケート記入者
	昼間の連絡先	1　2　3　4　5 父　母　祖父　祖母　（　）

1. 同居の家族について記入してください．　　1. 兄（　）歳　2. 姉（　）歳　3. 弟・妹（　）歳　4. 祖父　5. 祖母　6. 他（　）
2. お子さんの昼間の保育者はおもにどなたですか．　1. 母　2. 父　3. 祖母　4. 祖父　5.（　　）保育園　6. 他（　）
3. これまで事故で入院したことがありますか．　1. いいえ　2. はい（転倒・転落・異物誤飲・熱傷・溺水・他　　）
4. これまで病気で入院したことがありますか．　1. いいえ　2. はい（　　　　　　　　　　　　　　　　　　　）
5. 治療中の病気や経過をみてもらっている病気がありますか．　1. いいえ　2. はい（　　　　　　　　　　　　）
6. 現在，食物アレルギーで指導や治療を受けていますか．　1. いいえ　2. はい（卵白・卵黄・大豆・牛乳・他　）
7. ひきつけたことがありますか．　1. いいえ　2. 熱があって（　回）　3. 熱がなくて（　回）　4. 泣いていて（　回）
8. 予防接種は受けましたか．　1. いいえ　2. はい｛1. BCG　2. ポリオ（　回）　3. 三種混合（　回）
　　　　　　　　　　　　　　　　　　　　　　　　4. 麻疹（はしか）　5. 風疹　6. 麻疹・風疹混合
　　　　　　　　　　　　　　　　　　　　　　　　7. 日本脳炎（　回）　8. 不明
9. 遊び友達がいますか．　1. はい（よく遊ぶ・たまに遊ぶ）　2. いいえ（遊び相手は：　　　　　　　　）
10. 朝起きる時間と夜やすむ時間を書いてください．　1.（　）時頃起きる　2.（　）時頃やすむ
11. 偏食，小食，むら食，間食などの心配がありますか．　1. いいえ　2. はい（　　　　　　　　）
12. よく噛んで食べる習慣がありますか．　1. はい　2. いいえ
13. 便通について心配なことがありますか．　1. いいえ　2. はい（　　　　　　　　　　　　　　　）
14. 歯みがきは大人が毎日仕上げをしていますか．　1. はい　2. ときどきしている　3. していない
15. お子さんのしつけについて不安がありますか．　1. いいえ　2. ときどき　3. いつもある　4. わからない
16. お母さんに対して，お子さんは反抗しますか．　1. ときどきする　2. しない　3. いつもする　4. わからない
17. お子さんの今の状態について，お尋ねします．
　①片足で2〜3秒立てますか．　　　　　　　　　②でんぐりがえりができますか．
　　（1. はい　2. いいえ　3. わからない）　　　　（1. はい　2. いいえ　3. わからない）
　③まねして○を描きますか．　　　　　　　　　　④箸を使って食事をしますか．
　　（1. はい　2. いいえ　3. わからない）　　　　（1. はい　2. いいえ　3. わからない）
　⑤手を洗ったら自分で手をふきますか．　　　　　⑥おもちゃのお片づけができますか．
　　（1. はい　2. いいえ　3. わからない）　　　　（1. はい　2. いいえ　3. わからない）
　⑦一人でパンツがはけますか．　　　　　　　　　⑧ひとりでおしっこに行っていますか．
　　（1. はい　2. いいえ　3. わからない）　　　　（1. はい　2. いいえ　3. わからない）
　⑨自分の名前（姓も名前も）を言えますか．　　　⑩犬や猫，馬などの動物の絵を見て，その名前を言えますか．
　　（1. はい　2. いいえ　3. わからない）　　　　（1. はい　2. いいえ　3. わからない）
　⑪友達を「○○ちゃん」などと呼びますか．　　　⑫赤，青，緑，黄色のうち3つの色がわかりますか．
　　（1. はい　2. いいえ　3. わからない）　　　　（1. はい　2. いいえ　3. わからない）
18. 育児を楽しいと思いますか．
　　1. 楽しい　2. ときどき楽しくない　3. あまり楽しくない
　　（どんなときですか　　　　　　　　　　　　　　　　　　　　　　　　　　　　　　　　　　　　　）
19. 育児について相談したり，話したりする人はいますか．　1. はい（夫・夫の母・実母・友達・かかりつけの小児科医・保育士・保健師・他　）　2. いいえ
20. 母親同士などで集まったり話したりする場やサークルに参加していますか．　1. はい　2. いいえ
21. 育児をするうえで家族や保健師・地域に支援してほしいことがありますか．
　　1. いいえ　2. はい
　　（父親の育児参加・育児の仲間づくり・他　　　　　　　　　　　　　　　　　　　　　　　　　　　）
22. 今日相談したいこと，心配なことがありますか．
　　1. いいえ　2. はい
　　（　　）

（文献1)より引用）

表2　発達問診項目の通過率

	項目	通過率(%)	
		昭和57年度	平成13年度
運動発達	①片足で2〜3秒立てますか.	87.8	89.1
	②でんぐりがえりができますか.	86.2	79.9
	③まねをして○を描きますか.	97.2	96.9
	④箸を使って食事ができますか.	94.0	85.8
生活習慣	⑤手を洗ったら自分で手をふきますか.	98.4	98.7
	⑥おもちゃのお片づけができますか.	89.7	92.7
	⑦一人でパンツがはけますか.	97.0	95.4
	⑧ひとりでおしっこに行っていますか.	90.0	71.2
言語発達	⑨自分の名前(姓も名前も)を言えますか.	94.0	90.4
	⑩「ぼく」「わたし」を使いますか*.	68.4	51.2
	⑪友達を「○○ちゃん」などと呼びますか.	97.0	96.2
	⑫赤, 青, 緑, 黄色のうち3つの色がわかりますか.	73.5	81.6

*⑩は通過率が低いため, 平成19年度から「犬や猫, 馬などの動物の絵を見てその名前を言えますか」に変更された.

(文献[1])より引用）

2）微細運動

■ 積木で塔を作る.
■ まねて丸を描く.

問診で微細運動の遅れが疑われた場合には, 実際に上の2つなどを行わせて巧緻性を確認する. 3歳では積木を8〜9個積むことができる. 診察場面で8〜9個積ませることは実際的ではないので, 少なくとも4個以上積ませて手指の使い方を確認する. ○△□などの簡単な型はめをさせてもよい. 3歳では始点と終点が接している閉じた丸をまねて描くことができる. 多少の歪みや楕円は良いが, ぐるぐる丸になる場合には遅れがあると判断する.

3）粗大運動

■ 片足立ちが2〜3秒できる.
■ 両足とびができる.

問診で片足立ちやでんぐりがえりなどの粗大運動項目が「いいえ」や「わからない」の場合は, 実際に片足立ちをやらせてみる. 保育園・幼稚園などではできていても, 保護者はやらせたことがない(見たことがない)場合がある. 検者がやってみてまねをさせるとよい. できない場合にはその場での両足とびを確認する. これは片足とびより早く, 2歳半前後でできるようになる. 粗大運動に遅れがある場合には, 神経・筋の問題であるのか, 協調運動発達の問題であるのかを確認する必要がある. 筋力, 筋緊張, 腱反射などをあわせて評価する.

4）眼位・視力, 聴力

視力異常, 斜視, 難聴については3歳児健診が最後のチェックポイントとなるので見逃さないようにする.

子どもの顔の正中からペンライトを注視させ, ライトの反射点が明らかに外れている場合には斜視と判断する. 頭を傾斜して見る, 回転して見る, 顎を上下させて見るといった行動があ

表3 ささやき声検査

ささやき声検査の方法（保護者への説明文）
1. 子どもが親とテーブルをはさんで，1mくらい離れて向かいあいます．
2. まず，子どもに絵シートを見せながら，「イヌ」「カサ」など絵シートの6通りの呼び方を教え，それぞれの絵の単語を子どもが知っていることを確認します．
3. 親は口元を手で隠して，「今度はヒソヒソ声で言うから，どの絵か当ててね」と言って，「イヌ」とささやき声で言います．
4. 子どもが聞き取れた場合には「○」を，聞き取れなかった場合には「×」を別紙に記載してください．

※事前の問診票とともに説明文，絵シート，記録用紙を保護者あてに送付．保護者が結果を記載して健診日に持参する．

（文献1）より引用）

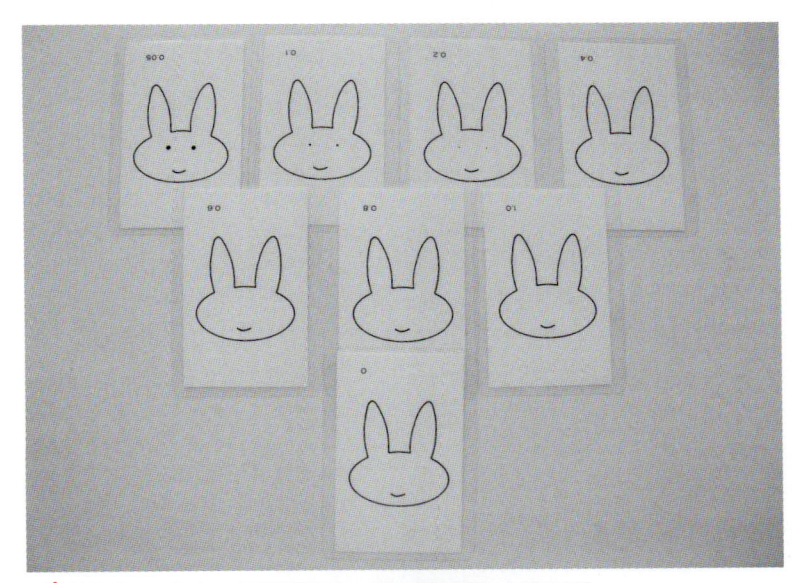

図 森実式ドットカード（近見視力，最小視認域による方法）
ウサギやクマの絵に目が異なる大きさで描かれている．目のあるカードとないカードを呈示して「目のあるのはどっち？」と聞くか，子どもに目の位置を指さしさせる．

る場合や，診察場面では明らかでなくともボーっとした時に眼が外側に寄る（間欠性外斜視）などの訴えがある場合にも専門医を紹介する．

3歳になると指示を理解できるので，視力・聴力については保護者からの問診に加えて簡単なスクリーニング検査が行える．聴力のスクリーニング検査としては「ささやき声検査」（**表3**），視力のスクリーニングとしては「絵指標検査」や「森実式ドットカード」（**図**）がある．言語理解の遅い子どもや協力性の悪い子どもでは検査ができないこともあるので，家庭で再度行ってもらって結果を確認するか，経過観察として再検査を行う．

3 見逃したくないこんな状態と保護者の心配

ⓐ 言葉が遅い

発語が単語レベルであり，「ジュース，飲む」などの二語文が出ていない場合には明らかな

遅れである．助詞は必ずしも出ていなくてもよい．言語理解が良い場合には4歳頃までに発語が伸びて追いつくことが多いが，特異的な表出性言語障害に移行する場合や他の発達障害（自閉症など）の兆候が顕在化してくる場合もある．3歳時には確証が持てないため経過観察が必要となる．逆に発語はあっても，大小や色などの抽象概念理解に遅れが認められる場合がある．経験の差も大きく，就園後の集団生活のなかで伸びる場合もあるので，助言指導をしたうえで経過観察とする．

発語はあるが一方的でやりとりが成立しない場合や，コマーシャルの台詞などの決まり文句が目立つ場合には広汎性発達障害を疑う．日常生活の妨げとなるようなこだわり，音や触感（服など）に対する感覚過敏，手のつけられないかんしゃく（パニック）などがないかを確認する．

「発音がはっきりしない」という相談も多いが，構音発達は5歳前後で完成するとされており，3歳では「サカナ」が「タカナ」や「チャカナ」，「ダルマ」が「ラルマ」になるといった構音の未熟性は異常ではない．発話全体の明瞭度が悪く，聴き取れない場合には経過観察とする．

ⓑ 落ち着きがない

子どもの落ち着きがないとの訴えは少なくない．3歳は動きが活発で好奇心が旺盛な時期であり，この時期に注意欠陥/多動性障害（AD/HD）の診断は不可能である．言語発達が遅い場合や自閉傾向のある場合，難聴児の場合にも落ち着きのなさが主訴となることがあるので，これらの疾患の鑑別が重要である．言語での指示をどの程度理解しているか，視線が合うか・やりとりが成立するか，小さな音へも反応するかなどを確認する．その他，アトピー性皮膚炎，抗てんかん薬や喘息治療薬などの副作用によっても落ち着きがなくなることがあるので，治療中の疾患や内服薬についても確認する[2]．

ⓒ 言うことをきかない，指示がとおらない，かんしゃくがひどい

3歳児は反抗期であり何でも「イヤ！」といい，大人の指示に従わない場面が増える．また，思い通りにならないときにはげしく泣いて暴れることも多い．発達段階における一過性のものである場合がほとんどであるが，親としては途方にくれることも多い．健診にかかわるスタッフは親の困難感に共感を示しつつ励ますことが大切である．

広汎性発達障害児では，かんしゃくの程度が強く，特異なこだわりやささいな出来事（いつもと道順や物の場所が違うなど）によって手のつけられないパニックを起こす．かんしゃくの原因が反抗期として理解できる範囲のものなのかどうかを確認する．

ⓓ こだわりが強い

発達障害に関する情報の広まりに伴い，近年では「こだわりが強い」「自閉症（広汎性発達障害）ではないか」と心配されることもある．3歳は好き嫌いがはっきりする時期でもあり，「車が大好き」「何でもアンパンマン」「お気に入りのぬいぐるみがある」といった好みは問題ではない．「キラキラ光るものを何時間でも眺めている」「車のタイヤが好きでおもちゃを反対にして回している」「特定のおもちゃをつねに手放さない」など，特異で極端に強いこだわり（質的な異常）が認められる場合に広汎性発達障害に伴うこだわりを考える．

偏食や服へのこだわりもみられる時期ではあるが，「白いごはんしか食べない」「同じ服しか着られない」といった極端な場合には，広汎性発達障害に伴うこだわりであることも考

慮する．

ⓔ育児が楽しくない，育てにくさを感じる

　健診においては保護者の状況にも注意を払う．**表1**に示した問診票には「育児を楽しいと思いますか」という項目がある(項目 18)．発達問診項目で通過率が不良な子どもの保護者では有意に「ときどき楽しくない」「楽しくない」と答えることが多いことが報告されている[1]．子どもの発達が遅いために育児が楽しめないのか，育児が楽しめていないために子どもへのかかわりが少なくなり発達を阻害しているのか，その因果関係は明らかではないが，保護者から出された何らかのサインと受け止めて，助言指導や支援を行うことが大切である．また，後に発達障害と診断される子どもでは，診断以前に親が何らかの育てにくさを感じている場合が多い．診察場面では明らかでない場合でも，「育てにくさ」の訴えが子どもの持つ何らかの障害特性に由来するものである可能性を考え，「育てにくさ」を感じる状況について丁寧な聴き取りを行い，必要に応じて経過観察とする．

4　境界児の観察のポイントと経過観察

　母子保健法における乳幼児健診では3歳児健診が最後の機会となるため，発育障害(低身長など)や視聴覚の問題，器質的疾患が疑われる場合は，医療機関へ紹介する．診察を通して運動発達や認知・言語発達に明らかな遅れが確認された場合や，社会性の発達(人とのかかわりや興味・関心)に質的な異常が認められた場合には，専門の医療機関や療育機関への受診を勧める．

　3歳児健診において境界児と考え経過観察を行うのは，生活習慣や運動・言語発達の特定の領域に遅れを認めるが全般的発達は良好で伸びが期待できる場合，問診からは発達の遅れや質的な異常が疑われるが診察で確認できなかった場合などである．また，知的発達に明らかな遅れのない広汎性発達障害，注意欠陥/多動性障害については，集団生活が始まるまでは困難が顕在化しない場合も多い．発語や概念理解の発達はこの時期以降に伸びる場合もあり，言語発達障害や軽度知的障害の疑いを持つことはできても診断は困難である．保護者に主訴や困難感がない場合に健診後の検査や療育へつなげることはむずかしく，納得の得られないままに受診を勧めることで保護者の子育てに対する不安を増強させたり，保健システムや医療に対する不信感を引き起こしたりする場合もある．診察から感じられた発達上の懸念に対して現時点でできることを助言したうえで，経過観察とするほうがよい．

　また，言語発達の遅れや社会性発達の問題を認める子どものなかには，未就園で家庭にいるが親が子どもとの遊び方がわからない，子どもひとりでテレビやビデオを見せている時間が長いなど，養育環境の問題が疑われる場合もある．このような場合には保護者に対する助言を行ったうえで経過観察を行う．未就園児の場合には，保健センターや療育施設が行っている親子遊びの教室などを紹介することも有用である．保育園が未就園児に対して開放保育を行っているところもある．

　経過観察を行うにあたっては，経過観察の目的(子どものどういう状態について経過観察を行うのか)と再度診察する時点で予想される状態(どの程度の発達の伸びが予想されるのか)を明記しておくとよい．保護者に対しても，診察における所見とその所見に対する評価を伝え，

経過観察の目的を説明したうえで，現時点でできること・すべきことを具体的に伝えるようにする．いきなり「○○の疑い」と疑い診断を保護者に告げることはもちろん問題であるが，経過観察が必要な理由や対応方法も明らかにしないまま「様子をみましょう」と告げられることも保護者にとっては不安なものである．「(言葉の理解が少し遅いので)絵本を読んであげましょう」「(人とのやりとりが苦手なので)親子で楽しめる遊びをして要求を引き出すようにしましょう」など，健診の場面で行う指導はあくまでも生活のなかで保護者ができる範囲のものにする．

5 誰がどうフォローするか

健診後の経過観察の方法は各自治体により異なるが，市町村の保健センターでの保健師・医師・心理士などによる再健診(事後健診)や保健所の療育相談事業(専門医療機関・療育機関の専門医・療育スタッフなどが関与している場合が多い)などが考えられる．就園児に対しては，心理士などによる保育所訪問も利用できる．保護者に対する支援が必要な場合は，次の診察までの間に保健師による家庭訪問などを併用する．

次の診察を行う時期は保健センター・保健所などのマンパワーにもよるが，1か月後，2〜3か月後，半年後など，子どもの状態と発達の予測とともに保護者のニーズを考慮して決める．集団生活での伸びが期待できる場合には就園後数か月を待って再診察を行うことが多い．一方，保護者の不安が強い場合には子どもの状態にかかわらず早めに再診察の時期を設定することもある．

経過観察の主たる目的は境界児の見極めであり，予想した発達の伸びが認められず引き続き経過観察が必要となる場合には，療育機関などに紹介するようにする．健診の延長と考えられる事後健診に比べ，専門の療育機関や医療機関の受診には抵抗を感じるものである．保護者の理解が得られるよう子どもの状態を丁寧に説明し，納得して受診できるよう話を進めることも，経過観察にかかわるスタッフの重要な役割である．

引用文献

1) 鳥取県福祉保健部：平成19年度版 鳥取県乳幼児健康診査マニュアル．鳥取県福祉保健部，2007
2) 小枝達也(編著)：ADHD，LD，HFPDD，軽度MR児保健指導マニュアル—ちょっと気になる子どもたちへの贈りもの．診断と治療社，2002

(関あゆみ)

F 5歳児健診における境界児

Check Point

- ☑ 会話—自己の所属の理解，追想能力，共感能力
- ☑ 構音の明瞭さ
- ☑ 大人に対する社会性
- ☑ 協調運動—粗大運動における協調やバランス，上肢の協調運動
- ☑ 概念—物の用途，左右の理解，じゃんけん，しりとりのルールの理解
- ☑ 行動制御—安静閉眼を20秒

1 5歳児健診の目的

　2005年に施行された発達障害者支援法では，母子保健法に規定する健康診査（いわゆる乳幼児健診）においても，発達障害［自閉症，アスペルガー症候群その他の広汎性発達障害，学習障害，注意欠陥/多動性障害（AD/HD）など］の早期発見に努めることが求められている．この背景には発達障害を持つ子どもたちが小学校入学後に学校不適応や心身症の状態に陥ることが少なくないこと[1]，また不登校の状態にある子どもたちのなかに発達障害と診断される児が相当数含まれること[2]などが知られるようになったことがある．

　3歳までの乳幼児健診では主として運動発達や言語・認知発達の遅れを評価するため，中等度以上の精神発達遅滞や言語発達の遅れを伴う自閉症などは発見が可能である．一方，知的障害を伴わない広汎性発達障害や注意欠陥/多動性障害の発見のためには社会性や行動制御能力の評価が必要となるが，3歳までの乳幼児健診でこのような能力を的確に評価することは困難である．このため，発達障害を疑わせる行動特性を認める場合に経過観察となることが多くなり，保護者に無用な心配を与えてしまうこともある（「3歳児健診における境界児」，65ページ参照）．また，知的障害を伴わない発達障害児では，幼稚園や保育所などでの集団生活が始まってから問題が顕在化する場合も多い[3]が，従来の乳幼児健診のシステムではこのような子どもに就学までに対応することができなかった．

　このような背景のなかで，3歳児健診以降就学までの間に，社会性や行動制御能力について評価し，集団生活のなかで顕在化した問題に対応するシステムとして，近年注目されるようになったのが5歳児健診である．このため，5歳児健診においては，3歳児健診までの乳幼児健診と異なり，発達障害への気づきと就学へ向けた対応がもっとも重要な課題となる．

2 正常発達のめやす

　5歳は言語・認知能力に加えて社会能力，自己制御能力の発達における重要な節目にあたる．社会能力においては，他者理解の重要な要素である「心の理論」が獲得されるのが4～5歳であるとされる．「心の理論」とは，他者は自分とは異なる信念（考え）を持っていることを理解し，他者の行動から他者の心理状況を推測しようとする能力である．この能力の獲得とともに，子どもは感性レベルでの共感を超えた「思いやり」や相手から見られる自分を意識した「照れ」を示すようになる．

　自己制御能力においては，自己意識が芽生える3歳頃から自己主張能力が発達し，その後自己抑制能力が発達するとされている．前述の「心の理論」の獲得に伴い，4歳半頃の子どもは「自分の態度ややり方を他者がどう見ているか」を意識し始める．「自分にとっての重要な他者」が自分に望む行動を尊重しようとする行動として，「我慢」ができるようになる[4]．前頭葉機能の発達に伴う反応抑制能力の向上がこの自己抑制能力を支える基盤となる．

　認知能力においては，表象機能の発達とともに，この頃までに数の概念が獲得され，文字の意味するものが理解されるようになる．言葉を音韻単位に分けることができるようになり（音韻認識），仮名文字の獲得に先行して，しりとりや同じ音から始まる言葉探しなどの言葉遊びができるようになる．環境や養育方針の影響はあるものの，日本においては90％以上の子どもが就学前のこの時期までに，拗音（「しゃ」「ちゃ」など），促音（「っ」）以外の仮名文字の読みを習得することが知られている．数の理解においては，数える手続きは4歳までに習得され，5歳になると順序無関係の原則（どこから数えても同じ）を理解するようになる．また4までの数を目で見て（数えずに）把握することができるようになる（subitizing）．大部分の子どもは就学前の時点で，足し算の概念を知らなくても，1～2つ増える・減るといくつになるかは答えることができる．またじゃんけんの勝ち負け，左右についても答えられるようになる．

　また，5歳児においては協調運動発達も重要な評価項目である．協調運動の発達が大脳機能の成熟を反映し認知能力の発達と相関するためである．片足立ちであれば10秒前後，片足ケンケンも5回以上できるようになる．5歳頃にはスキップも可能となるが，経験差もあるため評価がむずかしい．上肢の運動では左右の分離運動が発達し，指のタッピングでの鏡像運動が消失する．

3 健診内容

　対象となる人口や健診にかかわるスタッフの数と専門性により，地域の実情にあわせた実施体制が組まれている[5]．従来の健診と同様の個別健診として行っているところ（図1）と，医師・保健師・心理士などの健診チームが保育園・幼稚園を訪問する訪問型健診として行っているところ（図2）がある．個別健診には対象年齢のすべての子どもの診察を行う悉皆健診と，保護者が希望する場合にのみ受診する発達相談が考えられる．実施時期については年齢よりも就学までの時期を考慮する．健診後に保護者が子どもの発達特性を受け入れ，特別支援教育についてある程度理解し，余裕を持って就学準備を行えるような時期が望ましい．年中児クラス

F ■ 5歳児健診における境界児

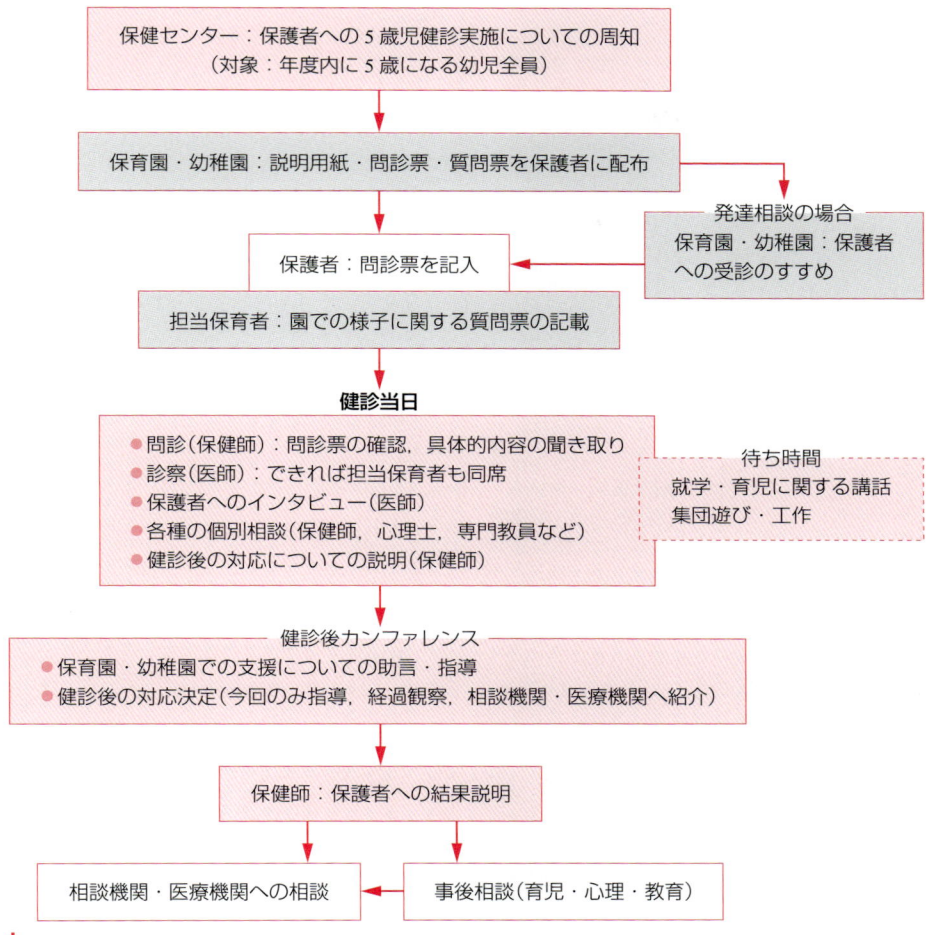

```
┌─────────────────────────────────────┐
│ 保健センター：保護者への5歳児健診実施についての周知 │
│     （対象：年度内に5歳になる幼児全員）         │
└─────────────────────────────────────┘
                    ↓
┌─────────────────────────────────────┐
│ 保育園・幼稚園：説明用紙・問診票・質問票を保護者に配布 │
└─────────────────────────────────────┘
                    ↓                    ┌──────────────────┐
┌─────────────────────┐                  │ 発達相談の場合       │
│ 保護者：問診票を記入  │ ←──────────────│ 保育園・幼稚園：保護者│
└─────────────────────┘                  │ への受診のすすめ     │
┌─────────────────────────────────┐      └──────────────────┘
│ 担当保育者：園での様子に関する質問票の記載 │
└─────────────────────────────────┘
                    ↓
              健診当日
┌─────────────────────────────────────┐      ┌──────────────┐
│ ● 問診（保健師）：問診票の確認，具体的内容の聞き取り │      │   待ち時間     │
│ ● 診察（医師）：できれば担当保育者も同席      │      │ 就学・育児に関する講話 │
│ ● 保護者へのインタビュー（医師）          │      │ 集団遊び・工作   │
│ ● 各種の個別相談（保健師，心理士，専門教員など） │      └──────────────┘
│ ● 健診後の対応についての説明（保健師）      │
└─────────────────────────────────────┘
                    ↓
┌─────────────────────────────────────────────┐
│ 健診後カンファレンス                              │
│ ● 保育園・幼稚園での支援についての助言・指導         │
│ ● 健診後の対応決定（今回のみ指導，経過観察，相談機関・医療機関へ紹介）│
└─────────────────────────────────────────────┘
                    ↓
        ┌─────────────────────┐
        │ 保健師：保護者への結果説明 │
        └─────────────────────┘
         ↙                      ↘
┌────────────────────┐    ┌──────────────────┐
│ 相談機関・医療機関への相談 │    │ 事後相談（育児・心理・教育）│
└────────────────────┘    └──────────────────┘
```

図1 | 個別健診の流れ

か遅くとも年長の春までに行うことが望ましく，年齢的には4歳後半〜5歳の子どもたちが対象となる．

5歳児健診においては，認知能力・社会性・行動制御能力の発達といった領域について評価する必要がある．健診の診察場面で短時間にこのような能力の評価を行うことはむずかしく，保護者・担当保育者への事前の問診票（相談票）や発達に関する質問票，診察，保護者へのインタビューをあわせて評価を行う．

ⓐ 事前の問診票・質問票

生活習慣，現在の発達の様子，保護者の心配や相談事項について，問診票で確認したうえで，当日保健師が具体的な聴き取りを行い，診察につなげる．**表1**に鳥取市の5歳児発達相談で使用されている保護者への問診票を示した．子どもの発達や行動に関する質問票は同じものを保護者と担当保育者の両方につけてもらうとよい．保護者が友達とのかかわりといった集団内での行動については十分に認識していない場合も多く，また実際に家庭と保育園・幼稚園での行動が異なっている場合もある．たとえば，注意欠陥/多動性障害や広汎性発達障害と診断される子どもでは，人数の多さや場所の広さによっては多動などが増悪することがあるた

第Ⅱ章　どう診てどう対応する

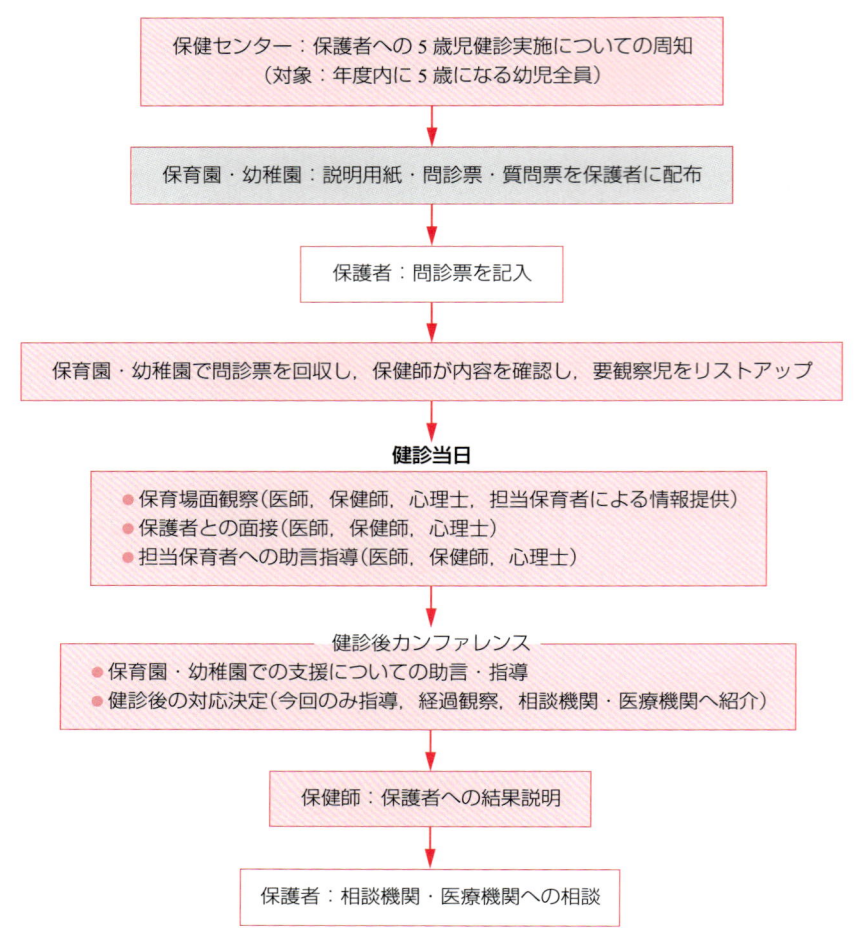

```
┌─────────────────────────────────────────┐
│ 保健センター：保護者への5歳児健診実施についての周知 │
│   （対象：年度内に5歳になる幼児全員）            │
└─────────────────────────────────────────┘
                    ↓
┌─────────────────────────────────────────┐
│ 保育園・幼稚園：説明用紙・問診票・質問票を保護者に配布 │
└─────────────────────────────────────────┘
                    ↓
┌─────────────────────────────────────────┐
│ 保護者：問診票を記入                           │
└─────────────────────────────────────────┘
                    ↓
┌─────────────────────────────────────────┐
│ 保育園・幼稚園で問診票を回収し，保健師が内容を確認し，要観察児をリストアップ │
└─────────────────────────────────────────┘
                    ↓
              **健診当日**
┌─────────────────────────────────────────┐
│ ● 保育場面観察（医師，保健師，心理士，担当保育者による情報提供） │
│ ● 保護者との面接（医師，保健師，心理士）              │
│ ● 担当保育者への助言指導（医師，保健師，心理士）        │
└─────────────────────────────────────────┘
                    ↓
          健診後カンファレンス
┌─────────────────────────────────────────┐
│ ● 保育園・幼稚園での支援についての助言・指導            │
│ ● 健診後の対応決定（今回のみ指導，経過観察，相談機関・医療機関へ紹介） │
└─────────────────────────────────────────┘
                    ↓
┌─────────────────────────────────────────┐
│ 保健師：保護者への結果説明                       │
└─────────────────────────────────────────┘
                    ↓
┌─────────────────────────────────────────┐
│ 保護者：相談機関・医療機関への相談               │
└─────────────────────────────────────────┘
```

図2│訪問型健診の流れ　　　　　　　　　　　　　　（文献[5] p26 より一部改変して引用）

め，家庭内よりも集団場面で問題となる行動が目立つことが多い．さらに，保護者と担当保育者のかかわり方が異なる，兄弟や友達のなかに引き金となる子どもが存在する，などが行動の違いの原因となっている場合もある．保護者と担当保育者の質問票の結果が大きく異なる場合には，診察後に行う保護者へのインタビューのなかで確認するようにする．

　この年代の子どもにスクリーニングとして使用できる行動評価尺度としては，SDQ（strength and difficulties questionnaire）がある（**表2**）．SDQ は 25 項目からなり，行為面，多動・不注意，情緒面，仲間関係，向社会性について，ニーズ（支援の必要性）の高さという視点から評価する．大規模データにもとづく日本人小児におけるカットオフ値も作成されており，利用が可能である[6]．

ⓑ診察項目

　個別診察においては構造化した診察法を用いて，認知能力・社会性・行動制御能力の概略を把握する．この診察で，認知能力の遅れや，社会性の未熟さ，行動制御能力の弱さを感じたら，次に保護者に対してそれぞれの障害を意識したインタビューを行うとよい[5]．

F ■ 5歳児健診における境界児

表1｜5歳児健診問診票

```
健診日： 年 月 日
        歳  か月                    5歳児健康診査票
```

お子さんの健康状態を知るためのものです．あてはまる□に✓，（　）内に文字・数字を記入してください．

ふりがな		生年月日	平成　年　月　日	保護者名	父		職業	
氏　　名		性　別	男　　　女		母		職業	
住　　所			Tel　　　－	アンケート記入者		父　母　祖母　祖父　他（　　）		

1. 同居の家族について記入してください．	□父　□母　□祖父　□祖母　□兄姉（　歳）　□弟妹（　歳）　□その他	1
2. 昼間の保育者はおもにどなたですか．	□父　□母　□祖父　□祖母　□（　　　　保育所）□（　　　　幼稚園）	2
3. 予防接種は受けましたか．	□ポリオ（　）回　□BCG　□三種混合（　）回　□麻疹　□風疹　□日本脳炎（　）回　□未接種	3
4. 今まで病気や事故をしたことがありますか．	□ない　□ある	4
5. どのような病気にかかりやすいですか．	□ない　□かぜ　□発熱　□下痢　□湿疹　□その他	5
6. 治療中・経過観察中の病気がありますか．	□ない　□ある（　　　　　）	6
7. 妊娠中何か変わったことはありましたか．	□ない　□ある（　　　　　）	7
8. 出生時何か変わったことはありましたか．	□ない　□ある（　　　　　）	8
9. 何週で生まれ，体重は何gでしたか．	（　　　）週（　　　　）g	9
10. 発達について伺います．	首のすわり（　）か月　おすわり（　）か月　歩き始め（　）か月	10
11. 今まで健診を受けましたか．	□乳児健診　□1歳6か月健診　□3歳児健診	11
12. 健診で何か指摘されましたか．	□ない　□ある（内容：　　　　　　　　　　　　　　　　）	12
13. 兄弟で発達に遅れがありましたか．	□ない　□ある（内容：　　　　　　　　　　　　　　　　）	13
14. どんな遊びが好きですか．	（　　　　　　　　　　　　　　　　　　　　　　　　　）	14
15. 遊び友達はいますか．	□いる（□よく遊ぶ□たまに遊ぶ）　□いない	15
16. 起床・就寝時間を記入してください．	起床（午前　時　分）ごろ　就寝（午後　時　分）ごろ	16
17. 家庭での食事やおやつ時間は決まっていますか．	□決まっている　□決まっていない	17
18. 偏食・小食・食べ過ぎなど困っていますか．	□困っていない　□困っている（内容　　　　　　　　　）	18
19. 歯みがきをしていますか．	□する（仕上げみがき□する□しない）　□しない	19
20. テレビやビデオをどのくらい見ますか．	□見ない　□時々見る（1日　　時間）　□毎日見る（1日　　時間）	20
21. 目が悪いという心配はありますか．	□ない　□ある（様子：　　　　　　　　　　　　　　　　）	21
22. 耳の聞こえが悪いという心配はありますか．	□ない　□ある（様子：　　　　　　　　　　　　　　　　）	22
23. 利き手はどちらですか．	□右　□左　□はっきりしない	23
24. しつけについて不安がありますか．	□ない　　　　　　　　　　　　　　　　　　　　　　　　　□ある（□いつも　□時々　内容：しかり方，遊び方，食事，他）	24
25. 子育ては楽しいですか．	□楽しい　□時々楽しくない　□楽しくない　　　　　　　　　（どのようなとき　　　　　　　　　　　　　　　　　　　）	25
26. 今の状態について，はい，いいえ，不明に○印を付けてください．		26
①スキップができる　　　　　　　　（はい・いいえ・不明）	②ブランコがこげる　　　　　　　（はい・いいえ・不明）	①②
③片足でケンケンができる　　　　　（はい・いいえ・不明）	④お手本を見て四角が描ける　　　（はい・いいえ・不明）	③④
⑤大便がひとりでできる　　　　　　（はい・いいえ・不明）	⑥ボタンのかけはずしができる　　（はい・いいえ・不明）	⑤⑥
⑦集団で遊べる　　　　　　　　　　（はい・いいえ・不明）	⑧家族に言って遊びに行ける　　　（はい・いいえ・不明）	⑦⑧
⑨じゃんけんの勝敗がわかる　　　　（はい・いいえ・不明）	⑩自分の名前が読める　　　　　　（はい・いいえ・不明）	⑨⑩
⑪発音がはっきりしている　　　　　（はい・いいえ・不明）	⑫自分の左右がわかる　　　　　　（はい・いいえ・不明）	⑪⑫
27. 心配ごと・相談したいことがありますか．　□ない　□ある（□身体　□発達　□しつけ　□くせ　□食事　□他）　　（具体的な内容　　　　　　　　　　　　　　　　　　　　　　　　　　　　　）		27

※右隣の数字は，問題点のある項目に保健師がチェックする箇所である．

（文献[5] p16 より引用）

第Ⅱ章　どう診てどう対応する

表2｜SDQ(strength and difficulties questionnaire)

「子どもの強さと困難さアンケート」
（strengths and difficulties questionnaire: SDQ）

以下のそれぞれの質問項目について，あてはまらない，まああてはまる，あてはまる，のいずれかのボックスにチェックをつけてください（例：☑）．答えに自信がなくても，あるいはその質問がばからしいと思えたとしても，全部の質問に答えてください．あなたのお子さんのここ半年くらいの行動について答えてください．

お子さんのお名前：＿＿＿＿＿＿＿＿＿＿＿＿＿＿＿＿　　性別：男子／女子

お子さんのお誕生日：　　　＿＿＿＿年＿＿＿＿月＿＿＿＿日

	あてはまらない	まああてはまる	あてはまる
他人の気持ちをよく気づかう	☐	☐	☐
落ち着きがなく，長い間じっとしていられない	☐	☐	☐
頭が痛い，おなかが痛い，気持ちが悪いなどと，よく訴える	☐	☐	☐
他の子どもたちと，よく分け合う（おやつ・おもちゃ・鉛筆など）	☐	☐	☐
カッとなったり，かんしゃくを起こしたりすることがよくある	☐	☐	☐
ひとりでいるのが好きで，ひとりで遊ぶことが多い	☐	☐	☐
素直で，だいたいは大人のいうことをよくきく	☐	☐	☐
心配ごとが多く，いつも不安なようだ	☐	☐	☐
誰かが心を痛めていたり，落ち込んでいたり，嫌な思いをしているときなど，進んで助ける	☐	☐	☐
いつもそわそわしたり，もじもじしている	☐	☐	☐
仲の良い友達が少なくとも1人はいる	☐	☐	☐
よく他の子とけんかをしたり，いじめたりする	☐	☐	☐
落ち込んで沈んでいたり，涙ぐんでいたりすることがよくある	☐	☐	☐
他の子どもたちから，だいたいは好かれているようだ	☐	☐	☐
すぐに気が散りやすく，注意を集中できない	☐	☐	☐
目新しい場面に直面すると不安ですがりついたり，すぐに自信をなくす	☐	☐	☐
年下の子どもたちに対してやさしい	☐	☐	☐
よく嘘をついたり，ごまかしたりする	☐	☐	☐
他の子から，いじめの対象にされたり，からかわれたりする	☐	☐	☐
自分から進んでよく他人を手伝う（親・先生・子どもたちなど）	☐	☐	☐
よく考えてから行動する	☐	☐	☐
家や学校，その他から物を盗んだりする	☐	☐	☐
他の子どもたちより，大人といるほうがうまくいくようだ	☐	☐	☐
怖がりで，すぐにおびえたりする	☐	☐	☐
ものごとを最後までやりとげ，集中力もある	☐	☐	☐

［SDQ website（http://www.sdqinfo.org/）より引用］

表3 | 5歳児健診での診察項目(例)

領域	下位領域		方法	判定基準
会話	会話	1	「なんていう保育園(幼稚園)ですか?」	正確に答える
		2	「何組ですか?」	正確に答える
		3	「○組の先生の名前は何ですか?」	正確に答える
		4	「保育園(幼稚園)のカレーはおいしいですか?」	何らかの答えがある(うなずくも可)
		5	「お母さんのカレーもおいしいですか?」	何らかの答えがある(うなずくも可)
	共感性	6	「保育園(幼稚園)とお母さんのカレーはどちらがおいしいですか?」	母の様子をうかがう,感情(照れる,笑うなど)の表出がみられる
構音	構音	7	発音の明瞭さ(1〜6を通して)	明瞭であり,聞き返しが不要である
動作模倣	動作模倣	8	両腕を横にあげる	正確に模倣する
		9	両腕を上にあげる	正確に模倣する
		10	両腕を前に出す	正確に模倣する
協調運動	下肢	11	閉眼起立	ステップを踏まない
		12	片足立ち(右)	5秒以上可能
		13	片足立ち(左)	5秒以上可能
		14	片足ケンケン(右)	5回以上可能
		15	片足ケンケン(左)	5回以上可能
	上肢	16	指のタッピング(右)	3秒以上可能で鏡像運動がない
		17	指のタッピング(左)	3秒以上可能で鏡像運動がない
		18	前腕の回内・回外(右)	回内・回外になっている
		19	前腕の回内・回外(左)	回内・回外になっている
		20	左右手の交互開閉	3往復以上交互に開閉できる
概念	用途	21	「靴って何するものかな?」	はくもの
		22	「帽子って何するものかな?」	かぶるもの
		23	「お箸って何するものかな?」	食べるもの
		24	「本って何するものかな?」	読むもの
		25	「時計って何するものかな?」	時間を見るもの
	左右	26	「右手をあげてください」	右手をあげる
		27	「左手をあげてください」	左手をあげる
	じゃんけん	28	じゃんけんをする(3回)	3回とも勝ち負けがわかる
	しりとり	29	しりとりをする	正確に3往復できる
行動制御	行動制御	30	安静閉眼(20秒)	20秒以上持続可能
		31	安静閉眼(20秒)	自己刺激がない

(文献5), 7)より引用)

　表3は構造化された診察法の一例5), 7)であるが,健診場面で短時間に行えるとともに安定した所見をとることを目的に作成されており,各項目について通過・不通過で評価する.

第Ⅱ章 どう診てどう対応する

1)会話(項目 1～6)

診察の導入とあわせ，自己の所属の理解や会話自体の成立などを評価する．知的発達の遅い子どもや相手の意図を理解することが苦手な子どもでは，会話がかみ合わないことがある．6は共感能力を意識した項目であり，必ずしもカレーである必要はない．保護者・担当保育者の両方が同席する場合には，聞き手を意識して答えにくそうにする，保護者・担当保育者を振り向くといった行動がみられる．まったく答えられない場合には，選択性かん黙も考慮する．

2)構音(項目 7)

1～6 の会話を通じて構音の明瞭さを評価する．何回も聞き返しが必要な場合には機能性構音障害を疑う．

3)動作模倣(項目 8～10)

この項目は運動発達をみるのではなく，診察への協力性(大人に対する社会性)を評価するものである．発達障害の疑われる児を含め多くは通過するが，自閉傾向の強い場合や対人不安の強い場合には不通過となる．

4)協調運動(項目 11～20)

11～15 は粗大運動における協調やバランス(下肢)など，16～20 は上肢の協調運動を評価する．これらはいわゆる神経学的微細兆候をみる項目であり，運動能力よりも認知能力に関係する．広汎性発達障害，注意欠陥/多動性障害，知的障害などで不通過となるが，広汎性発達障害では粗大運動における協調やバランス(11～15)，注意欠陥/多動性障害では上肢の協調運動(16～20)が不通過となることが多い[7]．診断の条件となる診察項目ではないが，他の項目と組み合わせてみることで発達障害を疑う手がかりとなる．

5)概念(項目 21～29)

21～25 は物の用途を聞く項目であり，通過項目数が 3 項目以下のときは言語理解の遅れを疑う．知的障害児の他に広汎性発達障害児でも通過項目数が少ない場合がある．26～27 は左右の理解，28 はじゃんけんのルールの理解，29 はしりとりである．5 歳ではじゃんけんは 90% が通過するが，左右の理解の通過率は 80% 弱，しりとりの通過率は 60% 弱である．単独の項目では判断できないが，これらを含めて概念項目 9 項目のうち通過項目が 5 項目以下の場合は，知的発達の遅れを疑う．

しりとりは仮名文字の習得の前提となる音韻分解能力をみるための項目であり，通常は文字の読みよりも先に習得される．音韻分解能力を評価するため，「『とり』の『り』」といったヒントは出さずに，自分で語尾の音が認識できるかをみる．音韻分解はできても語が想起できない場合は語彙の乏しさを疑う．広汎性発達障害では，文字の読み書きができるのにしりとりができないといった逆転がみられることがある．また，他の項目の通過が良いのにこの項目だけが通過しない場合には，学習障害のディスレクシア(読字障害)を念頭においたインタビューを行う．

6)行動制御(項目 30～31)

安静閉眼を 20 秒維持させる課題である．20 秒閉眼が維持できない場合に加え，きつく目を閉じる，体を揺するなどの自己刺激行動がみられる場合にも行動制御能力が弱いと判断する．注意欠陥/多動性障害の疑いのある児を見出すのに有用な項目である．

表4 インタビューで用いる質問の例

軽度知的障害および学習障害を念頭においた質問の例
- 言葉の発達が少し遅いと感じられたことがありますか？
- 大人の言ったことがピンときていないと感じることがありますか？
- ルールの理解が遅いと感じることがありますか？
- 会話をしていてピントがずれると思ったことがありますか？
- 文字に興味がありますか？
- クッキーなどの数を数えるときに間違うことが多いですか？
- 今日答えられなかったのは，今日だけのことでしょうか？

広汎性発達障害を念頭においた質問の例
- 大人びた話し方をしますか？
- はじめて会った大人でも，物怖じせずに話しかけますか？
- 数字あるいはひらがなが早い時期から読めましたか？
- 自分流のやり方にこだわりますか？
- とても好む感覚や遊びがありますか？
- とても不安がったり怖がったりする感覚や場所，場面がありますか？
- ひとり遊びを好みますか？

注意欠陥/多動性障害を念頭においた質問の例
- 目の前の物に触らずにはいられない，といったことがありますか？
- 食事のときなどにじっと坐っていられないですか？
- 思いつくとしゃべらずにはいられないですか？
- 順番が待てないですか？
- 遊びであっても根気が続かないと感じることはありますか？
- ボーっとしていることが多いですか？
- 聞き返しが多いですか？

（文献[5]より引用）

ⓒ インタビュー

　診察で何らかの発達障害が疑われた場合には，保護者に対しそれぞれの疾患を念頭においたインタビューを行う（表4）[5]．この項目はいくつ該当すれば疑うといったチェックリストとして用いるものではなく，このインタビューにより医師と保護者が事実を確認しあうことで，子どもの持つ発達上に問題に対する保護者の「気づき」を促し，健診後の対応の必要性に対する共通理解をはかることをねらいとしている．家庭や保育園・幼稚園での様子については，事前の問診票や質問票の情報を参考にしながらインタビューを行う．

　健診後に何らかの対応（専門機関の受診，事後相談の利用，経過観察のための再受診など）が必要と考えられる場合には，インタビューで確認した事実を踏まえて子どもの発達特性を説明し，保護者に事後の対応の必要性を説明するとよい．

4　見逃したくないこんな状態と保護者の心配

ⓐ 落ち着きがない

　5歳児健診ではもっとも多い相談の1つである．坐っていなければならない場面で立ち歩く，待つことができない，などの訴えがある．元気のいい子，ととらえていた保護者も，就学前年のこの時期になると「学校で坐って勉強できるのか」と気になり始めるようである．

　注意欠陥/多動性障害の他に，広汎性発達障害児・軽度精神発達遅滞児でもこの時期には多

動がもっとも目立つ症状である場合があるので，社会性の未熟さやこだわり，言語発達や概念理解などに注意して診察・インタビューを行う．注意欠陥/多動性障害が疑われる場合であっても，5～6歳は行動制御能力がより発達する時期であり，また周囲の環境や指示の出し方によって「落ち着き」や注意の持続は大きく変化するので，環境調整や指示の出し方に対する指導を行って経過を観察する．

ⓑ **乱暴，危ない行動が多い**…………

同じく注意欠陥/多動性障害を疑わせる所見であるが，周囲の友達・本人の安全性が問題になる場合である．注意欠陥/多動性障害に伴う衝動的行動である場合と，反抗挑戦性障害の合併による行動である場合がある．家庭または保育園・幼稚園のみで問題となる行動が起こる場合には，保護者のしつけ，兄弟関係や誘引となる友達など環境側に要因があることもある．問題となる行動が生じる状況についてインタビューを行う．

保護者・担当保育者の困り感が強い場合には，保育園・幼稚園訪問を行い環境調整やかかわり方を指導する．ペアレントトレーニングを行っている機関を紹介するなど，具体的な助言・指導が必要になる．

ⓒ **集団への指示に従えない**…………

保育園・幼稚園から多い相談であるが，さまざまな要因が考えられる．言語理解が悪く指示の内容が理解できない場合，広汎性発達障害の特性があり指示の意図が理解できない場合，不注意傾向が強く指示を十分聞いていない場合，聴覚障害があり指示が聞こえていない場合などである．具体的状況についてインタビューで確認するとともに，診察所見とあわせて判断する．とくに聴覚障害については，先天的障害がこの時期まで見逃されていることはほぼないが，滲出性中耳炎などの後天要因によっても集団での指示は聞こえにくくなるので，見逃さないようにしたい．

ⓓ **友達とかかわって遊べない，ひとり遊びが多い**…………

保育園・幼稚園からの相談としてあがることが多い．一方，家族は問題として認識していない場合がほとんどである．広汎性発達障害の傾向がある場合の他，全般的な発達に遅れがあり同年代の子どもとの遊びが成立しない場合，対人緊張が強い場合もある．診察を通して言語能力や社会性の発達を評価するとともに，家庭での遊びの様子についてもインタビューする．

ⓔ **文字や数に興味を示さない，教えても覚えない**…………

就学が近づくと増えてくる相談である．軽度知的障害のほか学習障害が疑われるが，就学前の文字や数の能力は環境や経験の差が大きく影響し，一律の基準で判断することはむずかしい．また，日本においては現在までのところ就学後の学習障害を予測できる指標は明らかにされておらず，学習障害の診断は就学後に行うこととなる．

言語発達や抽象概念の理解の遅れ，基本的生活習慣の未熟など，知的発達の遅れを疑う所見がないかを確認し，必要に応じて知能検査を行う．知的障害の有無にかかわらず，適切なかかわりについては指導するようにしたい．文字を書かせて教えている場合も多いので，まず読めるようになることが重要であることを説明し，音韻認識を育てるためのしりとりや同じ音で始まる言葉集め，かるた遊び，語彙を増やすための本の読み聞かせなどを指導する．数については大きな数を数えるよりも 5（次いで 10）までの数を確実に把握することが重要であることを説明し，○個あげる，○個ずつ配るといった数を意識した活動を指導する．

ⓕ 発音が不明瞭,不器用

5歳児健診の時点で聞き返しが必要な程度に構音が不明瞭な場合は機能性構音障害と考えられる．また，箸が使えない，丸や四角が描けないなどの主訴があり，診察において上肢の協調運動・分離運動が未熟である場合には発達性協調運動障害の可能性がある．いずれも就学後の学校生活の困難につながる可能性があり，診断と訓練のできる専門機関に紹介する．

5 境界児の観察のポイントと経過観察

はじめに述べたように，5歳児健診においては発達障害への気づきと就学へ向けた対応がもっとも重要な課題である．5歳児健診では9～10％の子どもが何らかの発達障害の疑い（軽度知的障害疑いを含む）として把握されたことが報告されている[8]．この数字は疑い児（境界児）を含むものであり，文部科学省初等中等教育局特別支援教育課の調査によれば，通常学級において学習障害，注意欠陥/多動性障害，高機能広汎性発達障害と考えられる特徴を示す子どもたちの割合が6.3％であったことを考えれば決して多すぎるものではない．また，子どもの置かれた環境や年齢によって必要とされる能力に伴い困難度が変化するのが発達障害の特徴である．たとえば，保育園・幼稚園では問題とならなかった不注意傾向が小学校の学級での学習場面では問題となってくるし，対人関係の困難は友人関係が緊密で複雑となる3～4年生になって顕在化してくる．5歳児健診における境界児とは，後に正常化する可能性のある児と考えるよりも，発達障害の各疾患と同様の傾向を持つがその時点では診断にはいたらない児，と考えるとわかりやすい．そのため，診断がつくか否かにかかわらず，発達障害の疑いとして把握される子どもに対しては何らかの助言や支援が必要となる場合が多い．

就学にあたって特別支援学級での指導が適切と思われる場合には，就学手続きに入る前に診断が必要となるのですみやかに発達障害の診断ができる療育機関・医療機関へ紹介する．知的障害や広汎性発達障害が疑われる児がこれに相当する．もちろん，知的障害・広汎性発達障害と診断される児すべてが特別支援学級での就学となるわけではなく，就学については診断の結果と保護者の意向を踏まえて個別に判断される．通常学級で就学する場合も学校との連携は不可欠であり，保護者の承諾の下，必要となる配慮や支援を学校に伝える．

注意欠陥/多動性障害と診断される子どものうち，衝動性が強く集団生活の困難が著しい場合には就学前（6歳以降）に内服治療を開始する場合があり，診断と治療が可能な医療機関へ紹介する．その他の子どもでは就学の少し前から，あるいは就学後の状況をみて内服治療を開始する場合が多い．内服治療の有無にかかわらず，就学時には保護者から子どもの特性を学校に伝えておくほうがよい．担任教師があらかじめ子どもの特徴を理解し，指示の出し方や注意の仕方を心得ていることで，学校生活でのトラブルが減少することが期待される．

境界児と判断して経過観察を行う場合でも，就学前と就学2～3か月後には再評価を行うようにしたい．就学前には，就学後に支援・配慮が必要な事項を整理し，必要に応じて保護者自身から子どもの状況を学校に伝えて相談をするとよい．5歳児健診の事後相談などに教育機関がかかわっている場合には，この連携をスムーズに行うことができる．就学2～3か月後には学校での適応状況を確認し，支援の必要性を再検討する．

表5 3つの事後相談

事後相談名	担当者	機能
子育て相談	保育士	● 子育て一般に関する相談と情報提供 ● 子育て環境のアセスメント（虐待についても考慮） ● 心理発達相談へつなぐ
心理発達相談	心理士	● 発達に関する相談と情報提供 ● 発達に関するアセスメント ● 療育や教育相談へつなぐ
教育相談	教師	● 就学に関する相談と情報提供 ● 学校と保護者との意見調整と情報伝達 ● 地域特性を考慮した教育アセスメント

（文献[5]より引用）

6　誰がどうフォローするか

　5歳児健診後の支援体制・経過観察の体制については確立したものはない．前述のように境界児と判断される場合でも，経過観察に加えて何らかの助言や支援が必要となることが多い．経過観察が必要となる子どもの数や個々のニーズを考えると，既存の医療施設・療育施設だけでの対応は困難である．また学校教育との連携が不可欠である．利用できるものとしては，5歳児健診の事後相談（**表5**）[5]，保育園・幼稚園に対する支援事業，教育センターでの教育相談などがあげられる．小学校の通級指導教室が未就学児にも対応している自治体もある．地域の実情にあわせたシステムを構築することが重要である．

引用文献

1) 小枝達也：発達面からみた心身症および学校不適応の病態．日本小児科学会雑誌　2001：**105**：1332-1335
2) 塩川宏郷：不登校と軽度発達障害．日本小児心身医学会雑誌　2007：**16**：11-14
3) 小枝達也（編著）：ADHD，LD，HFPDD，軽度MR児保健指導マニュアル—ちょっと気になる子どもたちへの贈りもの．診断と治療社，2002
4) 柏木惠子：幼児期における「自己」の発達．東京大学出版，1988
5) 小枝達也（編著）：5歳児健診—発達障害の診療・指導エッセンス．診断と治療社，2008
6) Matsuishi T, Nagano M, Araki Y, et al.：Scale properties of the Japanese version of the Strengths and Difficulties Questionnaire（SDQ）：a study of infant and school children in community samples．Brain Dev　2008：**30**：410-415
7) 関あゆみ，石田開，竹内亜理子，他：発達コホート研究における構造化された医師観察法とその有効性．日本小児科学会雑誌　2008：**113**：1095-1102
8) 小枝達也，関あゆみ，前垣義弘：ちょっと気になる子どもたちへの理解と支援—5歳児健診の取り組み．LD研究　2007：**16**：265-272

（関あゆみ）

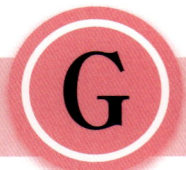

G 低出生体重児の発達チェックと早期介入

　乳幼児健診の場で低出生体重で出生した児に遭遇する機会が増えている．図1に示すように，全出生児のなかに占める低出生体重児の割合は近年急激に増加してきており，ほぼ10%を占めている．この原因として不妊治療の進歩による多胎児の増加や，妊婦の喫煙，早産児の救命率の向上に伴い産科医が満期までの妊娠継続にこだわらなくなったなど，さまざまな要因が指摘されている．

　また，以前は死亡率が高かった出生体重 1,500 g 未満の極低出生体重児の救命率も近年飛躍的に向上している．2008年の出生時体重別の早期新生児死亡率は，1,499～1,000 g で出生した児で 2.14%，999～500 g で 7.58%，499 g 以下の児でも 29.97% まで改善している．乳幼児期の発育・発達に問題を抱える危険性が高い極低出生体重児の全出生に占める割合は 0.8% であるが，救命例の増加とともに，このような児を乳幼児健診の場で診察する機会が多くなっている．

　最近，ほぼ正期産に近い late preterm 児（在胎34～36週で出生）が注目されている．late preterm 児は出生体重が 2,500 g を越す児も含まれるが，出生時の状態が良ければ正常児として新生児期から管理されることが多い．しかし，正期産児と比較し新生児期に低血糖・呼吸障害などの危険性が高いだけでなく，退院後も再入院率や障害発生率が高く，母親の不安が高いなどの問題が指摘されている．極低出生体重児ほど発育・発達のリスクは高くはないが，このような児は全出生の 3～4% を占めており，忘れてはならない存在である．

　乳幼児健診の場では，極低出生体重児は当然のことながら，2,000 g を超すような低出生体重児についても「ハイリスク児」であるという視点で，低出生体重児に生じやすい疾患を念頭に置き，①神経学的発達，②身体発育，③母子関係に注意を払いながら，児と家族に対応する必要がある．

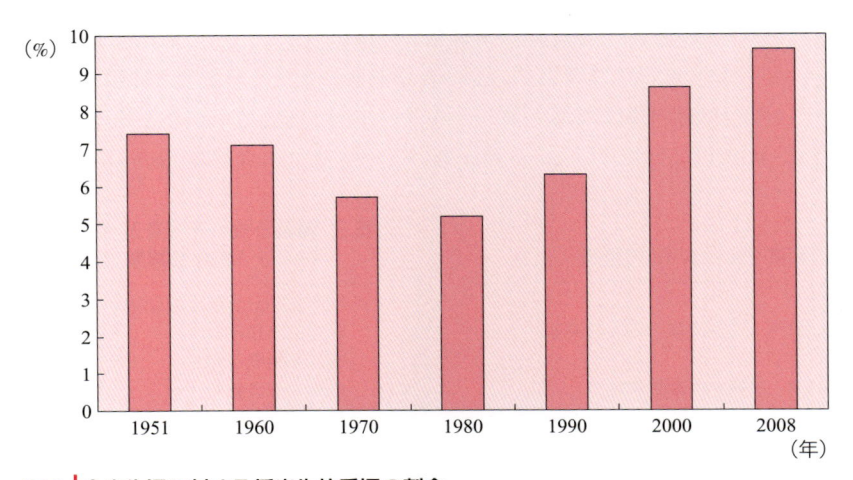

図1 全出生児に対する低出生体重児の割合

第Ⅱ章　どう診てどう対応する

1　低出生体重児の評価

　出生体重2,500g未満の児を低出生体重児と総称するが，その抱えるリスクは一律ではない．このため健診対象児がどのような低出生体重児であるかを正確に評価する必要がある．

　新生児は在胎週数と出生体重により子宮内での発育を評価し，AGA（appropriate for gestational age）・SGA（small for gestational age）などに分類される．このため正確な在胎週数の評価が欠かせない．最近では胎児超音波検査の普及により，在胎週数の評価に大きな誤りは少なくなったが，疑わしい場合には新生児の外表所見などから在胎週数を評価することも可能である．

　子宮内発育不全（intrauterine growth retardation：IUGR）児は，新生児期の低血糖などのさまざまなリスクだけでなく，乳幼児期の発育・発達にも影響することがあるために注意を要する．表1にIUGRの原因を示すが，染色体異常など胎児因子によるIUGR児では当然発達に遅れのある例が多い．体型からみると，symmetrical IUGR児（身長・体重の発育とともに頭囲の発育も均等に障害された児）では発達に問題を抱える例があり，注意を要する．

　また，低出生体重児では早産・低出生体重に伴うさまざまな新生児期の合併症が発達予後に影響する可能性がある．表2に示すようなNICU入院中の合併症の有無や，MRIなどの検査所見は乳幼児健診の場で極めて重要な情報である．

2　低出生体重児の発育と身体的特徴・合併症

　本稿の主要なテーマは「発達のチェック」であるが，低出生体重児の乳幼児健診の場では児の発育や身体的特徴・合併症も家族の大きな関心事であるため，そのポイントを記す．

　低出生体重児の身体発育は，遺伝的素因・子宮内の発育状況・合併症の有無などにより規定され，乳児期に個々の例について将来を予測することは容易ではない．一般的には，出生体重が小さい（とくに出生体重1,000g未満の超低出生体重児）ほどcatch upするのに時間を要することが多く，2歳でcatch upしない児は学童期まで小柄なことが多い．極低出生体重児については，可能であれば極低出生体重児用の身体発育曲線に沿って，児の身体発育を評価することが望ましい．図2に極低出生体重児（男児）の乳幼児期の体重・身長発育曲線を例示する[1]．出生体重が小さいほど乳幼児期の体重・身長が小さい傾向があることがわかる．

　SGA児ではAGA児に比較しcatch up率が低い．3～5歳での身長のcatch up（－1SD以上）率

表1　子宮内発育不全（IUGR）の原因

1. **胎児因子**
　　染色体異常・先天異常・胎内感染など
2. **胎盤因子**
　　胎盤梗塞・臍帯付着部異常など
3. **母体因子**
　　妊娠高血圧・栄養障害など

表2　発達予後に影響を及ぼす低出生体重児のNICU入院中の異常

- 脳室周囲白質軟化症（PVL）
- 脳室内出血（IVH）
- 慢性肺疾患（CLD）
- 症候性低血糖※
- 重症感染症（髄膜炎・敗血症）※
- 重症仮死など※

※低血糖・感染症・仮死は低出生体重児で頻度は高いが特異的ではない．

は，SGA 児のなかでも正期産児では約 90% であるが，超低出生体重児では 70% 程度である．また AGA 児でも在胎 30 週未満の例では SGA 児と同様の経過をとる場合がある．2008 年秋より SGA 性低身長に対する成長ホルモン（growth hormone：GH）治療が承認された．出生時の体重または身長が − 2SD 未満，3 歳以降の身長が − 2.5SD 未満，治療開始前 1 年間の成長速度が 0SD 未満などの条件があるが，3 歳児健診で見落とさないように注意する必要がある．なお，家族は体重・身長の発育に関心が大きいが，頭囲の発育が精神運動発達と関連があり，留意する必要がある．

　低出生体重児（とくに極低出生体重児）の身体的特徴・合併症については**表3**に示す．詳細については成書を参照されたい．

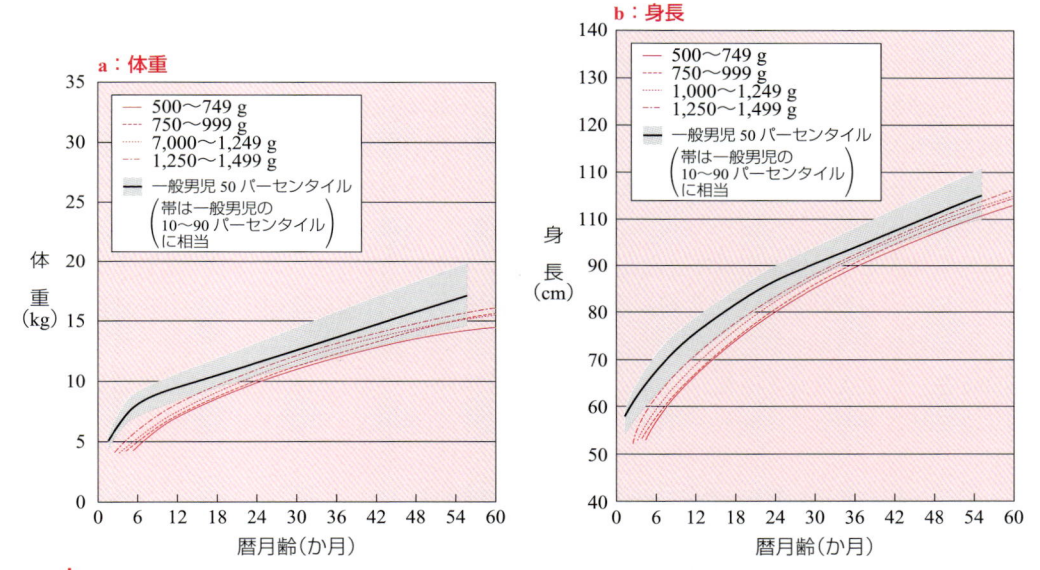

図2 極低出生体重児の退院後から 5 歳までの体重・身長の平均値の推移（男児）

（文献1)より引用）

表3 低出生体重児（とくに極低出生体重児）で頻度の高い身体的特徴・合併症（神経学的合併症は除く）

- 頭蓋の形態（横径が狭く，前後径が長い）
- 高口蓋
- 胸郭の形態（前方突出や前面下部肋骨の突出）
- 慢性肺疾患（CLD）
- 臍ヘルニア・鼠径ヘルニア
- 苺状血管腫
- 外陰部の陰核の突出
- 貧血・未熟児骨減少症

表4 低出生体重児（とくに極低出生体重児）にみられる神経学的合併症

- 脳性麻痺（とくに痙性両麻痺）
- 精神発達遅滞
- てんかん
- 難聴
- 注意欠陥/多動性障害（AD/HD）
- 広汎性発達障害（PDD）？
- 斜視，未熟児網膜症※
- その他

※未熟児網膜症に関しては神経学的合併症とはいえないが，ここに含めた．

3 低出生体重児にみられる神経学的合併症

　低出生体重児で頻度の高い神経学的合併症を**表4**に示す．出生体重が小さければ小さいほどリスクは高いが，低出生体重児のなかでもっともリスクの高い超低出生体重児の6歳時点（2000年出生）での全国予後調査では脳性麻痺児が17.3%，精神発達については遅滞26.6%，境界16.0%と報告されている[2]．近年，より小さな児が救命されるようになったため，超低出生体重児だけでみると，障害を抱える児の頻度は以前と比較して減少していない．しかし，出生体重が大きくなれば後遺症のリスクは減るので，低出生体重児全体でみれば，その大部分は正常発達すると考えてよい．

　脳性麻痺については「乳幼児健診と脳性麻痺」の項（92ページ）で詳細に記されているが，低出生体重児では痙性両麻痺の頻度が高いことが知られている．最近，社会的にも注目されている発達障害のなかで，注意欠陥/多動性障害（attention-deficit/hyperactivity disorder：AD/HD）は低出生体重児で発症頻度が高いとされているが，広汎性発達障害（pervasive developmental disorder：PDD）については必ずしも低出生体重児に多くないとの意見もあり現時点では結論が出ていない．

　低出生体重児では正常出生体重児と比較し障害合併の頻度が高く，当然境界児も多い．障害児については早期に診断し，早期に療育につなげるのが乳幼児健診の役割の1つである．一方，乳幼児健診の場で遭遇する境界児については，将来的にcatch upし正常化する例，軽度の遅滞が続いたまま成長する例，年齢とともに障害が明らかになる例など経過は一律でなく，いつ，どこで，どのようにサポートしていくかの対応に苦慮することが少なくない．

4 低出生体重児の発達の特徴と注意点

　低出生体重児の多くは早産で出生しており，発達の評価にあたっては，分娩予定日を誕生日として計算した修正月齢を用いるのが原則である．特に在胎週数の短い超早産児（在胎28週未満）では2～3歳まで修正月齢を用いる．早産児の中で最も多いlate preterm児（34～36週の早産児）では新生児期に正期産児と同様の管理をされていることがあり，乳児健診の場で早産児である情報を見逃され，乳児期前半に定頸の遅れなどを指摘されることがある．育児支援の場であるべき乳児健診で，逆に家族に不要な心配を与えていることもあり注意を要する．late preterm児では，経験的に1歳前後には修正月齢を用いる必要はなくなる．

　低出生体重児のなかでも発育・発達にもっとも問題が生じやすい超低出生体重児では，神経学的合併症のない例においても，乳児期～幼児期前半の発達が修正月齢でみても平均より遅いことが知られている．歩行開始時期は出生体重750～999 gの児で修正14か月，749 g以下の児で修正15か月と報告されている[3]．運動面だけでなく言語発達についても，修正月齢でみても平均より遅い．出生体重が小さければ小さいほどこの傾向は顕著である．このような障害とはいえないレベルの遅れのある超低出生体重児には，乳幼児健診の場でしばしば遭遇する．

　脳性麻痺，とくに低出生体重児に多い痙性両麻痺の診断においては，運動発達の遅滞・反射の異常に加え，とくに下肢の筋緊張の亢進が重要な所見である．しかし，脳性麻痺児でなくて

も極低出生体重児の一部には乳児期に下肢の軽度の筋緊張亢進を呈する児がいる．明らかな運動発達遅滞を伴わない例では，このような筋緊張の亢進は年齢とともに次第に改善し，幼児期以降の運動発達に問題を残さないことが多い．しかし，一部の例では歩行開始後に軽度の尖足歩行パターンを呈し，軽度脳性麻痺との鑑別に迷ったり，脳性麻痺の診断が遅れた苦い経験もある．このため，1歳以降の健診では家族の「歩けます」という言葉を鵜呑みにせず，歩行パターンを自身の眼で確かめることが重要である．このような軽度の神経学的兆候を持つ児も境界児と考えフォローする必要がある．

5　早期介入

　超低出生体重で出生した児は学童期に約半数の例が何らかの問題を抱えているとの報告がある[4]．このように将来の発達障害のリスクの高い集団や，実際に乳幼児健診の場で発達の遅れのある低出生体重児に対しての早期介入の意義をどのように考えればよいのであろうか．

　発達神経学の領域では早期介入とは単に児の障害を発見し早期に療育を行うことではなく，生物学的危険因子（低出生体重児など）や環境的危険因子を持ち，将来発達障害の危険性のある児に対して，その障害を予防したり，最小にするために児やその家族に働きかけるプログラムをさす．低出生体重児に対する早期介入の効果については，早期介入群が対照群に比較しIQが高く，行動上の問題点が少ないことが1990年に米国で報告[5]されて以来，わが国でも前川[6)~8)]によりその重要性が提唱され普及してきている．

　乳幼児健診の場で障害の有無が判断できないハイリスク児・境界児に対し，どのようなプログラムで対応するべきかについては，個々の児や家族の抱えている問題が一律でないため明確な基準はないが，早期介入を行うメリットとしては以下の点があげられる．

① 乳幼児期の発達には環境因子が影響していることが知られており，児へのかかわり方の指導や，運動療法を行うことにより，発達促進の効果があることが期待される．ただし，このような早期介入の長期的な効果については不明な点もある．

② 低出生体重で出生した児や遅れのある児を持つ家族のなかには，将来の発達に不安を持つ例が少なくなく，実際にどのように児に対応してよいかわからず悩んでいる親も多い．このようなときに適切なアドバイス・指導を行うことで，家族の悩み・葛藤を解決する一助になる．

③ 早期介入により家族の不安・ストレスを軽減することで，運動面・言語面などでの能力の向上とともに，良好な親子関係が育まれ，将来の児の心理面の発達にも良い影響を与えることが期待される．また，低出生体重児では被虐待例が多いことが知られている．この原因として，NICUでの母子分離期間が長いこともあるが，児の発達の遅れや家族の育児への不安も要因にあげられている．このような観点からも早期介入を考える必要がある．

　境界児への早期介入は，発達をcatch upさせる目的だけでなく，発達の遅れに伴う家族の不安による親子関係の歪みなどの二次障害を防ぐという面での意義も大きい．ただ，問題意識のない家族に早期介入の必要性をどのように伝えるかについては慎重な配慮が必要である．問題が生ずる以前からの早期介入に関しては，両親にかえって不安を与える危険性や，早期介入を

行わなくても正常発達する例も含まれるため，限られた医療資源の効率性の面からの批判もある．このため低出生体重児全例を対象にする必要はなく，既往歴・発達の状況・家族の心情などからリスクの程度を総合評価し，早期介入を進めていくのが現実的な対応ではないかと考えている．

6　フォローアップ体制

　低出生体重児をどこで，どのようにフォローするかについては定まった基準はない．しかし，NICU・未熟児室・産院を退院した直後は家族の不安が一番強い時期である．このため，乳幼児健診のおもな目的が育児支援であるという観点からとらえれば，この時期のフォローが重要となる．筆者の勤務している日本赤十字社医療センターでは低出生体重児のなかでとくにリスクの高いと考えられる極低出生体重児については，退院後1週間前後での看護スタッフによる「電話訪問」の後に，退院後1か月の健診でなく，2週間後の健診から開始している．その後は，1歳までは希望者には毎月健診を行っている．この期間は医師の診察だけでなく，未熟児室の看護師（助産師）が健診に加わり，その他に臨床心理士，理学療法士，栄養士，保育士なども参加し，母乳育児指導，運動療法，離乳食の指導などを適宜取り入れるシステムをとっている．小児科医師だけの診察ではなく，ハイリスク児・境界児については，児の抱えている多様な問題に対応するために多職種の専門的なかかわりが育児支援に有用である．明らかな障害のないハイリスク児・境界児については，親の心情を考慮すれば，とくに乳児期はできる限り「療育施設」以外の場で育児支援・フォロー体制がとれることが望ましいと考える．

　地域の保健所などでのハイリスク児のフォローアップ体制も地区により差はあるが，以前と比較し充実してきている．退院後のフォローアップを入院していた病院で行うか，地域の保健所などで行うかについては，それぞれの長所があり一律には決められない．低体重で出生しNICUに入院した児では，入院中からの医療スタッフと家族の信頼関係があり，この意味では病院でのフォローアップに利点があり，健診時に低出生体重児の家族同士のつながりが得られればさらに望ましい．しかし，最近はNICUの病床不足により自宅から遠い病院に入院する例も少なくなく，通院の負担の問題もあり，長期のフォローアップは自宅近くの地域で行うメリットも十分にある．病院と地域でフォローアップの優劣を競うのではなく，連携しながら行っていくのが理想の形であろう．

● ● ● ● ● ● ● ●

　低出生体重児の出生率の増加および，これまで救命が困難であった超低出生体重児の生存例の増加により，健診の場において，低出生体重児の発育や発達についての知識が求められている．

　低出生体重児のなかでもとくに極・超低出生体重児は，乳幼児期の発達が境界と判断される例が少なくない．医療者が健診の場で発達の遅れや問題点を指摘することは容易であるが，小さく生まれたことで潜在的な不安を抱えている家族に対していたずらに不安を与えないよう配慮する必要がある．両親の不安を軽減し，将来の児の健やかな発達を支援する健診・フォローアップ体制が重要である．

引用文献

1) 河野由美,三科潤:低出生体重児の成長と精神・運動機能の発達.藤枝憲二(監),加藤則子(編),現場で役立つラクラク成長曲線.診断と治療社,2007:95-109
2) 上谷良行:2000年出生の超低出生体重児6歳時予後および2005年出生の超低出生体重児3歳時予後の全国調査集計結果.藤村正哲(研究代表者).「周産期母子医療センターネットワーク」による医療の質の評価とフォローアップ・介入による改善・向上に関する研究.厚生労働科学研究費補助金総合研究報告書(平成19〜21年度) 2010:71-79.
3) 河野由美,三科潤,渡辺とよ子,他:極低出生体重児の歩行開始時期の検討.日本未熟児新生児誌 2004:**16**:208-214
4) Roberts G, Anderson PJ, Doyle LW:Neurosensory disabilities at school age in geographic cohorts of extremely low birth weight children born between the 1970s and the 1990s. J Pediatr 2009:**154**:829-834
5) Gross RT, Spiker D, Constantine NA, et al.:Enhancing the outcomes of low-birth-weight premature infants;a multisite randomized trial. JAMA 1990:**263**:3035-3042
6) 前川喜平:ハイリスク児の発達支援(早期介入)システムに関する研究.前川喜平(主任研究者).ハイリスク児の健全育成のシステム化に関する研究.厚生省心身障害研究報告書(平成9年度) 1998:6-54
7) 前川喜平:新生児の early intervention. J. of Clinical rehabilitation 1997:**6**:488-492
8) 斉藤和恵,川上義,前川喜平:極低出生体重児の乳児期における発達的特徴と育児支援について 第1報.小児保健研究 1999:**58**:487-500

(川上 義)

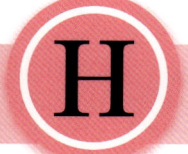

H 乳幼児健診と脳性麻痺

脳性麻痺は出生1000に対して2人程度の発生頻度であり，最近は知的障害，てんかんなどを合併した重症心身障害児の比率が増加している．重度の例はNICU退院時から医療機関で定期フォローされているであろうが，それ以外は発達の経過とともに障害が明確になってくるため，脳性麻痺(の疑い)を最初に発見する場として乳幼児健診は重要である．以下，健診時の脳性麻痺にみられやすい症候，症状についてまとめる．

1 脳障害の因子

脳性麻痺は，厚生省(現厚生労働省)脳性麻痺研究班が「受胎から新生児(生後4週以内)までの間に生じた脳の非進行性病変に基づく，永続的な，しかし変化しうる運動および姿勢の異常である．その症状は満2歳までに発現する．進行性疾患や一過性運動障害または将来正常化するであろうと思われる運動発達遅延は除外する」と定義している(1968年)．原因となる脳の病変を，杉本は脳性麻痺児(者)110例の脳障害発生時期についての検討で，表[1]の5群に分けている．第1群は脳内構造の形成異常で，脳神経細胞の遊走障害などによるもの，第2群は脳内の血管障害のグループ，第3群は中枢神経感染症，第4群は分娩時仮死が主因と思われる症例で，第5群は原因不明群であった．周産期医療の進歩により，仮死や黄疸，感染症など周産期の危険因子が減少し，胎内での形成異常の比率が増加したものと考えられる．したがって早産児や低出生体重児のみにみられるものではなく，分娩時の異常がなくても発生しうるのである．

2 症候・症状

ⓐ 問診・身体計測

前述の脳障害の危険因子の有無を確認する．母親からの聴き取りと母子健康手帳の記載が参考になる．危険因子がなくても脳性麻痺の可能性は否定できないが，診察前の基礎情報として

表｜脳性麻痺の発生要因

第1群	遺伝的要因と胎生初期から中期までの脳内構造の形成異常 その70%が成熟児で出生	34%
第2群	脳内の血管障害 発生時期は胎生中期以降分娩直後まで脳梗塞と低出生体重児の脳室周囲脳軟化症，頭蓋内出血を含む	46% (脳梗塞14%，脳室脳軟化症20%，脳出血12%)
第3群	中枢神経感染症 すべて成熟児出産	6%
第4群	分娩時仮死	12%
第5群	原因不明	2例

(文献[1]より引用)

H 乳幼児健診と脳性麻痺

重要である．また身体計測の結果を評価し，頭囲で小頭，大頭の有無をチェックする．

ⓑ 診察

1）姿勢

①仰臥位

まず仰臥位の状態で，機嫌，周囲への関心，四肢の動かし方を観察する．正常な乳児は四肢を軽度に屈曲し自由に動かし，しばしば体の中央で手を合わせたりする．手指は軽く握っていることが多いが，握りっぱなしであることはない．四肢の動きの乏しさや，つねに手を握っている状態は，痙性麻痺を疑わせる所見である．

上肢，下肢をべったりベッド上につけている姿勢は異常姿勢である．乳児期前半では上肢の異常姿勢が目立ちやすく，下肢は不明確なことが多い．乳児期後半になると下肢にも異常が目立ってくる．

②腹臥位

頭部挙上の程度と，上肢を前方に出し肘か手で支えるか，そして下肢の姿勢をみる．頭部の挙上が著しい場合は筋緊張亢進の可能性がある．頭部を挙上して後屈したり，背部が著しく反る場合は筋緊張亢進の疑いが強い．上肢を後方へ引いたり，肘が反張する場合も同様である．

仰臥位から腹臥位や腋窩懸垂位に体位交換すると，異常上肢の後方への引きや前腕のねじれ，下肢の伸展や尖足位などが引き出されやすく，異常を検出しやすくなる．

2）粗大運動発達

①定頸

引き起こし反応で，体幹が45°になったときの頭部が水平位かそれより上である場合，坐位で体幹を垂直にして前後にゆすっても頭部が安定している状態を定頸完了とする．正常児では5か月頃にはほぼ全例で完成する．6か月以降で定頸がみられなければ異常と考える．図1は脳性麻痺児で，引き起こしても頭部が後屈し，下肢が伸展している．

②坐位

ふたつ折れ（double fold）がみられたら，筋緊張低下が示唆される（図2）．側方パラシュート反応を確認し，左右差がある場合は，反応の乏しい側に麻痺がある可能性がある．

③立位

立位をとれても反張膝の状態は，筋緊張の低下を示唆する．踵がつかず，つま先立ちとなる場合は，痙性麻痺が疑われる．尖足でなくても，内反，扁平足がみられるときは，注意深い経過フォローを要する．

3）姿勢反射

粗大運動発達と同様に月齢とともに変化していくため，発達段階の評価に利用しやすい．健診の場で比較的容易に確認できるのは以下の反射である．

①非対称性緊張性頸反射

顔面を横に向けたとき，向けた側の上下肢が伸展する反射である．4〜5か月以降に認められれば異常と考える．痙性麻痺やアテトーゼ型でみられやすい．

②腋窩懸垂反応

下肢の伸展が著しかったり，はさみ足になる，踵をつかず尖足位になる（図3）などは異常反応であり，筋緊張亢進と考える．

第Ⅱ章　どう診てどう対応する

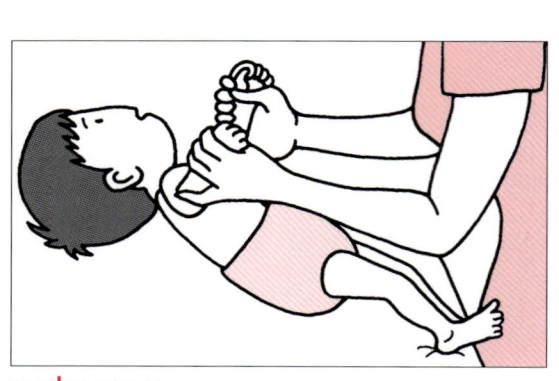

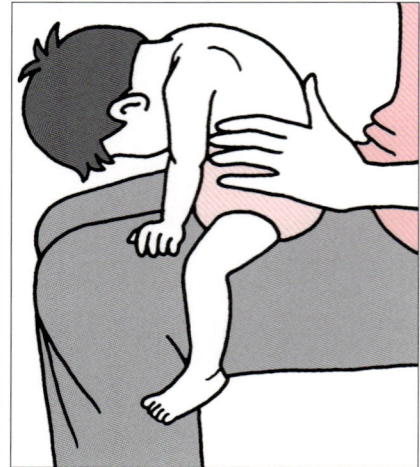

図1 引き起こし

図2 ふたつ折れ

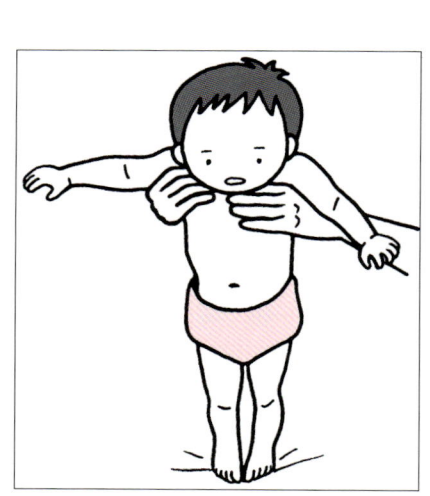

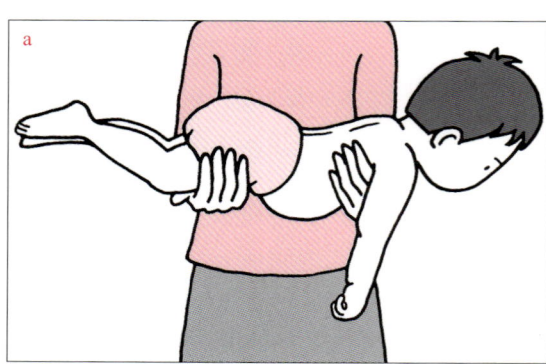

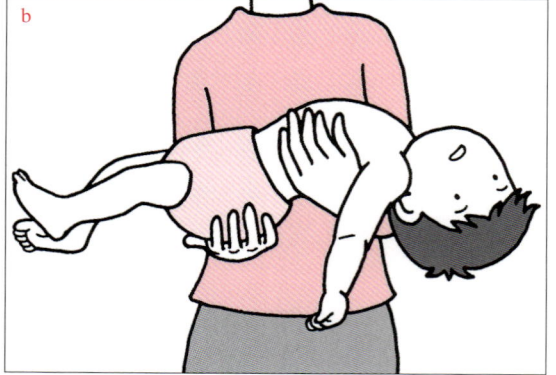

図3 尖足

図4 水平保持反応

下肢を曲げて空中で坐位をとるような姿勢(sitting on air)は，シャフリングベビー(shuffling baby)などでみられやすく，運動発達の遅さや低緊張以外に所見がなければ，正常発達のバリエーションである可能性が高い．この場合，歩行は1歳よりは遅れることが多いが，多くは正常化する．

③水平保持反応

筋緊張亢進があると，頭部～体幹～下肢が一直線になったり(図4-a)，反りかえったりがみられる(図4-b)．低下時は四肢が垂れ下がり，逆U字状を呈する．

4)筋緊張

他動的に触り，振り，動かして，「硬さ」「振れ」「伸び」を確認する．硬さの判定はある程度の習熟を要する．筋緊張低下では柔らかく，亢進では硬く感じる．伸びは，スカーフ兆候で上肢の伸展性を，踵−耳兆候，体幹ふたつ折れ現象などで下肢，体幹の伸展性を確認する．この際，関節の可動域を確認する．股関節の開排制限の有無，膝窩角度，足関節の背屈角度などをチェックする．痙性があると，これらの角度が制限されてくる．とくに上肢では回内外の制限が早期からみられやすい．

5)腱反射

反射が強いから異常というわけではない．筋緊張が低いと動きが大きくなるため，亢進しているようにみえることがある．膝蓋腱反射では，膝蓋上部を叩いても反射が出たり，対側への波及を認めたときを亢進と考える．アキレス腱反射では，踵骨を叩いても反射がみられるときは亢進とする．亢進時は足クローヌスもしばしば誘発される．反射の減弱，消失は，筋疾患，末梢神経障害などを示唆する．

ⓒ評価・診断

問診，診察所見をあわせて評価，診断を行う．周産期の危険因子があり，運動発達の遅滞と姿勢異常，筋緊張亢進，腱反射亢進などを合併していれば脳性麻痺の可能性が高いが，経過とともに正常化していく場合もあるので，健診では確定診断をすることより，疑わしい例をピックアップして経過観察していくことに意義がある．また低緊張型の脳性麻痺では，初期は低緊張であり，経過とともに痙性が明確になってくることが多く，筋緊張の変化を1～3か月程度の間隔でみていくことが大切である．診断のためには経過の観察と画像診断などの精査を進めていく必要があるが，確定診断を待たずに，それと平行して療育を開始することが重要である．

3　養育・フォロー体制など

人口5万人の地方都市での健診の結果では，4か月児健診を受けた1,097人のうち，精神運動発達遅滞と診断されたのが81人(7%)で，このうち45人(4.1%)が専門機関に紹介され，3人(0.4%)が脳性麻痺と診断されている．

当院での療育の体制を図5に示す．初診患者には，小児科・整形外科外来診察後，リハビリテーションのオーダーを発行し，必要に応じて理学療法(PT)・作業療法(OT)・言語聴覚療法(ST)訓練を開始して外来で週1回～月1回程度の頻度で訓練を行う．母子通園は，医療相談室が受付窓口になっており，機能訓練，保育，医療的ケアに対応している．通園では，①生活リズムを整え，体力をつけること，②機能訓練の方法を学び，家庭でも実行すること，③発

第Ⅱ章 どう診てどう対応する

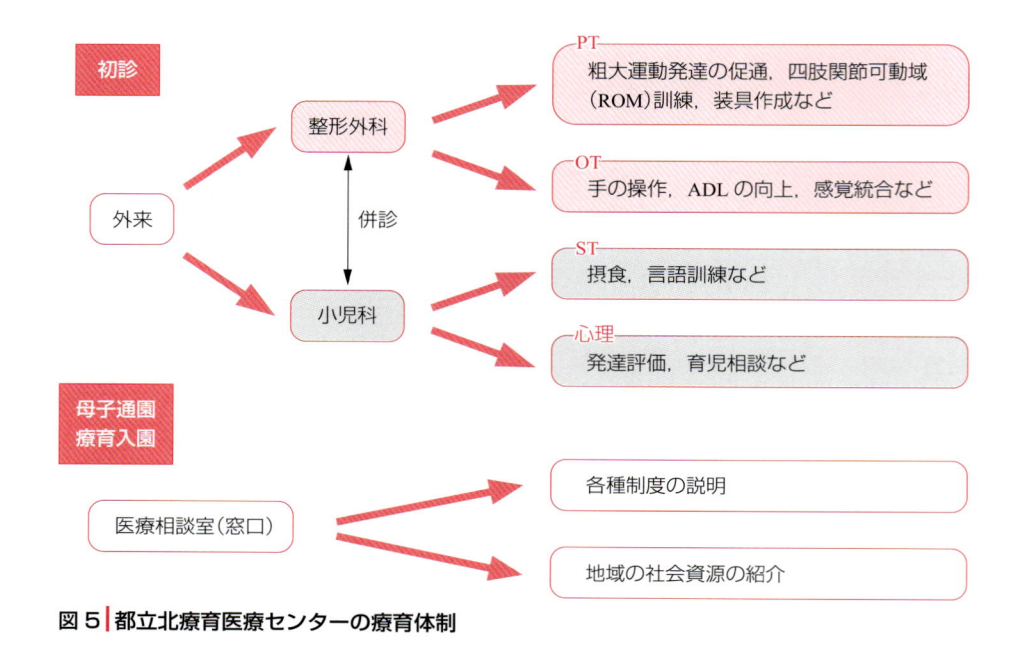

図5｜都立北療育医療センターの療育体制

```
初診
  外来 → 整形外科 ─ PT: 粗大運動発達の促通，四肢関節可動域（ROM）訓練，装具作成など
              ─ OT: 手の操作，ADLの向上，感覚統合など
       ↕ 併診
       → 小児科 ─ ST: 摂食，言語訓練など
              ─ 心理: 発達評価，育児相談など

母子通園
療育入園
  医療相談室（窓口）→ 各種制度の説明
                 → 地域の社会資源の紹介
```

達を促す遊びや体験を増やし生きる意欲を育てること，④日常生活習慣の自立を目指すこと，⑤集団生活に慣れ，子ども同士のかかわりを持てるようにすること，⑥良好な母子関係確立などを目標としている．

また集中して訓練を行ったり，整形外科手術後の短期リハビリを目的として，入園による療育も適宜行っている．

・・・・・・・・・

健診での脳性麻痺児発見のポイントについて述べた．健診は診断の場ではないので，確定診断をつけることより，気になる児を見つけだし，着実に経過をフォローし，適切な時期に専門施設での療育にのせていくことが大切である．

正常化すると思われる症例でも，親の不安が強かったり，訓練の希望があれば，専門機関へ紹介することも無駄とは思わない．児に手をかけて，発達していく姿を目の当たりにすることは良好な母子関係の確立に大きな効力を発揮すると思われる．

引用文献

1) 杉本健郎：脳性麻痺の発生要因．日母産婦人科医報 日母研修ニュース No.5 1999：**51**：3-13

参考文献

・木下節子，落合幸勝，廿楽重信，他：零歳で神経学的異常所見を呈した低出生体重児の検討―第1編神経学的長期予後について．日本小児科学会雑誌 1989：**93**：1529-1532
・諸岡啓一：小児の発達とその臨床―理論と実際．小児科臨床 2000：**53**(3)(5)(6)
・前川喜平：写真でみる乳幼児健診の神経学的チェック法 第7版．南山堂，2007

（今井祐之）

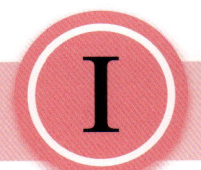

I 養育環境のチェック
―子どもを全体としてとらえる

　子どもは大人のように育つ種を持っているが，これを育てるのは子どもとふれあう周囲の大人たちである．子どもを育てることは植物の種を育てることと似ている．日当たり，水やり，肥料などを適当な時期に，適当な量与えれば育つが，育て方は植物の種類ばかりでなく同じ種類でもすべて異なる．現代の健診においては養育環境により発育・発達が障害され発達障害や境界児となる可能性があるので，養育環境をチェックし，適切にかかわり障害を未然に防止することが大切である．本章では子どもを全体としてとらえ，支援するための養育環境のチェックを具体的に記載する．

1　親準備性の評価

　子どもを育てるうえで必要な経験や知識，人間の成熟度などを総合して親準備性という．簡単に親準備性の評価はできないが，親の養育態度が重要なので，今回の妊娠，出産や子育てが親にとって肯定的なものか，否定的なものかを知る問診項目を評価法として記載する．

ⓐ 問診項目

① 子どものことが煩わしいことがありますか（つねに，ときどき，たまに，ない）
② 子どもを育てることに負担を感じますか（つねに，ときどき，たまに，ない）
③ お母さん，あるいはお父さんの体や気持ちの状態は良好ですか（良い，悪い，普通）
④ 子どもと一緒にいるのは楽しいですか（はい，いいえ，どちらともいえない）
⑤ 子どもはかわいいですか（はい，いいえ，その他）
⑥ 妊娠していると聞いたとき，どんな気持ちでしたか（自由発言）
⑦ 子どもを産んで良かったと思いますか（思う，思わない，その他）
⑧ 子どもを世話するのは大変ですか，（そう思う，思わない，大変だが楽しい）
⑨ 近所にお母さんが相談できる人や，助けてくれる人がいますか，それはどんな人ですか（いる，いない，自由発言）
⑩ お父さんは子育てを助けてくれますか（する，しない，ときどき，その他）
⑪ 今，一番困っていることはどんなことですか，どうしてですか（自由発言）

ⓑ 解説

　働いていたり，子どもにふれ世話をする体験の乏しい現代の母親にとって，子どもの世話をすることが大変で，煩わしく，負担に感じられるのは当然である．それにもかかわらず④と⑤で「はい」と答えた親は子育てを肯定的にとらえている証拠である．③は現在の親の心の状態を表している．悪いと答えたときはその理由をゆっくりと聴く必要がある．妊娠したときに否定的感情で，産んで良かったと思う親は妊娠を受容し，周囲に支援する人々が存在する証拠である．いずれにしても傾聴，共感し，親の立場を受容する態度が重要である．

表｜子育てに問題が起こる要因（要支援家庭）

1. 親個人の病気および弱点	● 10代の親 ● 慢性の身体的，精神的疾患 ● 知的障害，教育の欠陥（親準備性不足） ● 人格の障害，高機能広汎性発達障害 ● アルコール，薬物濫用・中毒
2. 家庭的問題	● ひとり親家庭 ● 経済的問題（貧困）：失業，定職なし，パートタイム ● 不穏な夫婦関係，DV ● 社会的孤立：周囲に支援する人が存在しない ● 過剰負担：高齢者介護，病人の看護，大家族の面倒
3. 子どもの問題	● 慢性疾患，障害児 ● 多胎（三つ子，四つ子） ● 子どもがたくさんいる ● 気むずかしい子

2　要支援家庭

　要支援家庭とは親個人の問題，家庭の問題，子どもの問題などがあり，子育て支援の必要性が予測される家庭をいう（**表**）．虐待の早期発見・予防の立場から作成された概念であるが，育児支援を行ううえでも大切な考えである．

　親個人の病気ならびに弱点として10代の親，ことに18歳未満，慢性の身体的・精神的疾患，知的障害，高機能自閉症，教育の欠陥[無知，迷信などの人間的未熟（親準備性の不足）]，人格の障害，アルコールならびに薬物の濫用・中毒などがあげられる．ひとり親家庭，貧困（失業，パートタイム，定職なしなど），不穏な夫婦関係，周囲から支援が得られない社会的孤立，高齢者の介護や病気の家族の面倒をみなければならない過剰負担などの経済的・社会的問題が家庭的問題である．そして子どもの問題として非常に手がかかる障害児，多胎（三つ子，四つ子），子どもがたくさんいる，哺乳や睡眠が不規則で，不機嫌で泣いてばかりいる気むずかしい赤ちゃん（difficult baby）が子育ての過剰負担といえる．これらの家庭は虐待リスク家庭であるばかりではなく，子どもの心の健康に問題が起こりやすい家庭で，関係機関が連携した積極的支援が必要である．

3　親になれない親

　親のタイプは親役割受容型，葛藤型，未熟型の3つに分類される．**図1**[1]のようにX軸を親の活動の比重，Y軸を親の成熟性・適応性として親のタイプを表すと，活動の比重が子どもや家庭に向き，成熟性や適応性が高い親が親役割受容型の親といえる．これに対し，アイデンティティ葛藤型は，人間的成熟や適応性はあるが活動の比重が社会に向かっており，仕事を通しての自己実現の気持ちが強く親になれないタイプである．

　未熟型は親失格タイプで母子未分化型と無関心型に分けられる．無関心型は人間的に未熟で不適応的で社会性も低く，子育てをしない放任，育児放棄のグループである．未分化型は人間

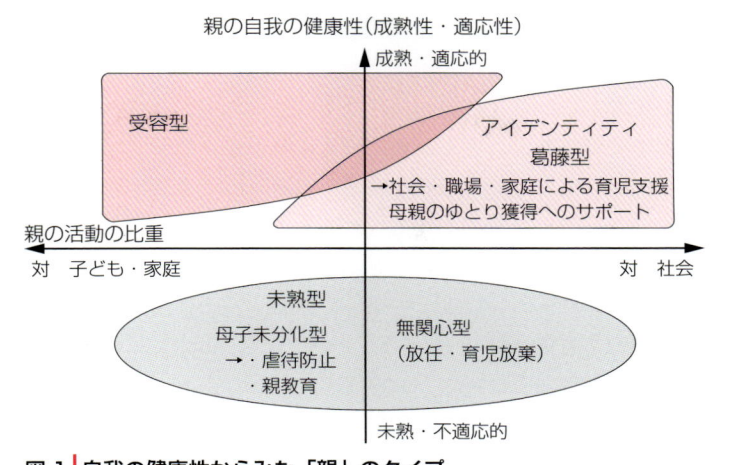

I ■ 養育環境のチェック—子どもを全体としてとらえる

図1 自我の健康性からみた「親」のタイプ

(文献1)より一部改変して引用)

的成熟が低く，親の活動の比重は子どもや家庭に向いているが，夫の協力が得られないと我慢できず子どもを虐待してしまうおそれがある親である．

4　関係性の発達による評価—関係性からみた子育ての問題

ⓐ 愛着形成

　子どもは人，ことに養育者との関係により育つ．親準備性（親の素質）と子どもの心の健康の相談を行ううえで，親子の関係性の発達を考えることが重要である．分娩後の関係性の第一歩が愛着形成である．妊娠中の女性には子どもを育てるエネルギーが遺伝的に組み込まれているが，出産しただけでは引き出されない．分娩後母親が自然に行うスキンシップと新生児が持つ不思議な能力とのふれあいにより，母親の愛着形成に必要な愛着行動と子どもの育つ種にスイッチが入る．母親の愛着行動は包み込みながら相手に同調する行動で，赤ちゃんが泣くと抱いたり，揺すったり，母乳を与えたりおむつを替えたり，相手に波長を合わせ快の状態にする行動で，これらの反復により赤ちゃんの心に人に対する信頼感と，愛着形成の基本である安心，安全感が芽生えてくる．さらに児の出すサインに母親が応え，母親の出すサインに児が応えるお互いのふれあいにより母親は母親らしく，子どもは子どもらしく育っていく．これを母子相互作用という（図2）[2]．この愛着形成に必要な同調する能力は分娩後の母親の心の状態と関係している．同調する能力を阻害するものとして親の無関心，親のうつ状態，虐待などトラウマのある親，仕事への執着などの他へのとらわれ，愛着障害の親や家族の問題（貧困，夫婦不穏関係）があげられる．促進するものとして妊娠中から出産まで愛着を与えられている親は出産直後からの子どもへの同調がよい（Bowlby），過去に良い愛着を体験している人は同調する能力が高いなどがあげられる．出産や子育てを肯定的にとらえている親は同調する能力が高いといえる．

第Ⅱ章　どう診てどう対応する

ⓑ「育てられる者」から「育てる者」への変身—親になる過程

　関係発達心理学からすると親になる過程は「育てられる者」から「育てる者」への変身で，親子3世代の関係が影響している（図3）．

　現在，子どもを育てている親にはどんな親に育てられたかが影響している．さらにその親には祖父母の子育てが関係している．すなわち結婚し出産して子を育て親になることはコペルニクス的転回で，その過程は親だけをみて理解されるものではない．同調する能力が阻害されている親に育てられている親子はだめかというと決してそうではない．周囲が支援を十分に行えば育てる者への変身が可能である．

ⓒ関係性からみた子育ての問題

　関係性からみた子育ての問題には次のものがある．

1）子育てが嫌い，無関心

　これは親が育てられる者から育てる者への変身ができていない未熟型の親で，連携による総合的支援が必要である．

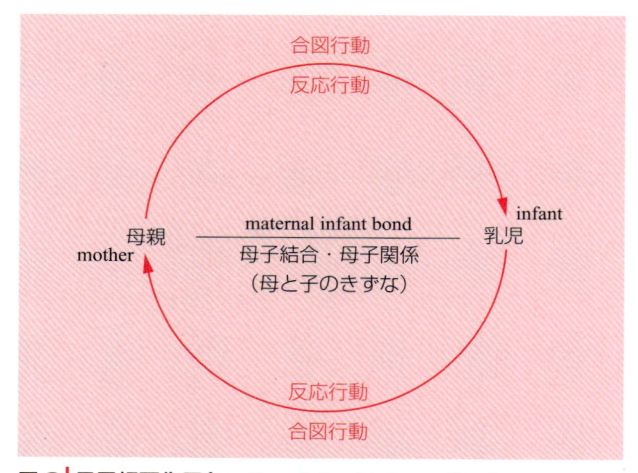

図2 母子相互作用（mother infant interaction）

（文献[2]より引用）

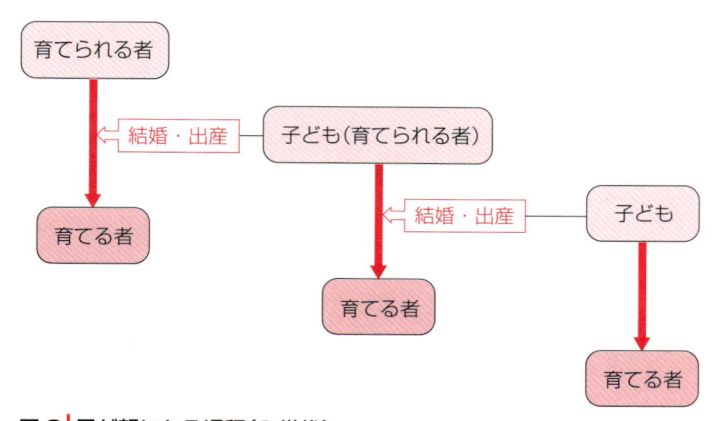

図3 子が親になる過程（3世代）

2) 子育てが辛い

これは望まない妊娠・出産，夫の非協力，孤立，仕事への執着などの心の葛藤がある親で社会，職場，家庭における育児支援を行い，母親にゆとりを獲得する支援が必要である．

3) 子どもがかわいくない

この場合は子どもとの相性（フィットネス）を考える．ふれあいにより子どもは育つといわれている．ふれあったときにお互いに喜びを感じれば親は満足し，子どもがかわいくなる．ところが一生懸命食べさせているのに食べない，あやしているのに笑わない，うまく遊べない，うまくリズムに合わせて抱いていないなどお互いのリズムが合わないと，この感情が出にくくなってしまう．この要因としては親の自閉症や知的障害，うつなどの精神疾患が考えられる．また，子どもの側の要因としてはGreen Spanがいった調節障害，広汎性発達障害（自閉症），ある種の認知障害，トラウマ，障害，病気や育てづらさを持っていることなどがあげられる．育てづらさを持っている子とは泣きだしたら止まらない，食事・睡眠にもむらがあり子育てに手がかかる子である．その他，要支援家庭で親に子どもとふれあって楽しむ心の余裕がないときもある．支援の方法としては実際にあやして見せ，親にやらせてほめて，練習することと，家族全体の支援を行うことである．

4) 理論的育児

子どもは聞き分けがよい・悪い，かわいい・憎らしい，純真な面・利己的な面の両面性を持っている．理論的育児をする親は子どもの良い面のみを受け入れ，負の面を締め出してしまう．普通の親は子どもを丸ごと受け入れる．発達の良い面のみで育てると子どもは育ちにくく，親は子育てが困難になる．子育てグループや仲間をつくり実際の子どもの本質を理解するように仕向ける．最終的には子どもを丸ごと受容するようにする．

5) 過干渉・過保護

子育てに生きがいを感じ，自分の思う通りに子どもを育てようとする過干渉・過保護の親である．

ⓓ 発達課題

子どもの心が健康に育つためには越えなければならないいくつかの課題がある（図4）[3]．乳幼児期は重要他者に認められ愛されることが必要で，これにより慈愛願望欲求が育つ．これがあると自分が好きになり自己肯定感に基づく自己信頼欲求が育ち，他の人に何といわれようと自信を持って自分の道が歩める．自己肯定感が育って，思いやり，自分を犠牲にして他の人の

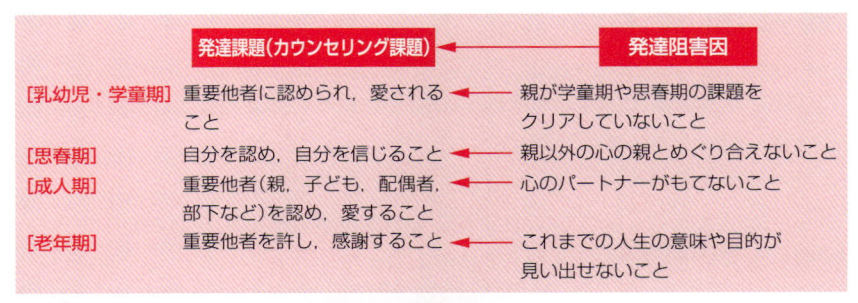

	発達課題（カウンセリング課題）	発達阻害因
[乳幼児・学童期]	重要他者に認められ，愛されること	親が学童期や思春期の課題をクリアしていないこと
[思春期]	自分を認め，自分を信じること	親以外の心の親とめぐり合えないこと
[成人期]	重要他者（親，子ども，配偶者，部下など）を認め，愛すること	心のパートナーがもてないこと
[老年期]	重要他者を許し，感謝すること	これまでの人生の意味や目的が見い出せないこと

図4｜ライフステージごとの発達課題と発達阻害因

（文献[3]より引用）

第Ⅱ章 どう診てどう対応する

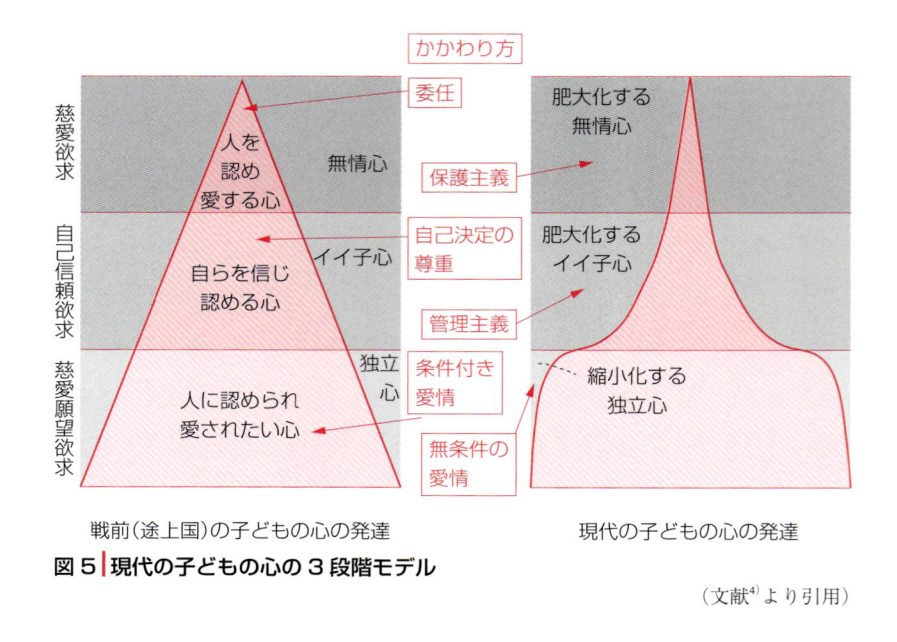

図5｜現代の子どもの心の3段階モデル

（左：戦前(途上国)の子どもの心の発達／右：現代の子どもの心の発達）

欲求の段階：慈愛欲求／自己信頼欲求／慈愛願望欲求

心の構造：人を認め愛する心（無情心）／自らを信じ認める心（イイ子心）／人に認められ愛されたい心（独立心）

かかわり方：委任／保護主義／自己決定の尊重／管理主義／条件付き愛情／無条件の愛情

現代：肥大化する無情心／肥大化するイイ子心／縮小化する独立心

（文献[4]より引用）

面倒をみられる慈愛欲求が育ってくる．前の段階がクリアされないと，次の段階へ進むことができない．

さて親が過干渉・過保護だと，子どもは親の気に入ることをすれば受け入れられるが，そうでなければ怒られるので，絶えず親を気にし，自分が認められ愛されているという感情が育たない．この結果，慈愛願望欲求が肥大して，独立心が十分に育たない．この段階で思春期になると周りの人に気に入られようとする「イイ子心」が肥大し，自信がなく自己信頼欲求が細小化してしまう．さらにこの状態で成人となると過保護で育っているので他の人にやってもらって当たり前で，思いやりや自分を犠牲にして他の人のことをする，慈愛欲求が育たず，思いやりがない，冷血，非情な人間となってしまう．心の発達が歪んだ状態となってしまう（図5）[4]．現在は学校の成績が優先し，どこの家庭でも多かれ少なかれ過保護の傾向がある．さらに携帯，インターネットなどで人間同士のふれあいが減少し，心が歪んだ状態で発達していることが危惧される．この対策としては社会全体が子どものことを真剣に考え，現在の社会的風潮を改めるしか方法はない．

5　親子の組み合わせ

子どもの問題に対処するときはつねに親子の組み合わせを考えたほうがよい．親を大きく良い親，普通の親，問題がある親の3群に分ける．子どものほうもよい子ども，普通の子ども，問題がある子どもの3群に分けると，9通りの親子の組み合わせができる（図6）．良い親であれば子どもがどんな状態でも受容して子育てをすることができる．普通の親も十分な支援が得られれば問題がある子でも育てられる．問題がある親は子どもが良くても，普通でも問題を起こしやすい．ことに問題がある子どもとの組み合わせは最低で，連携による強力な支援が必要である．

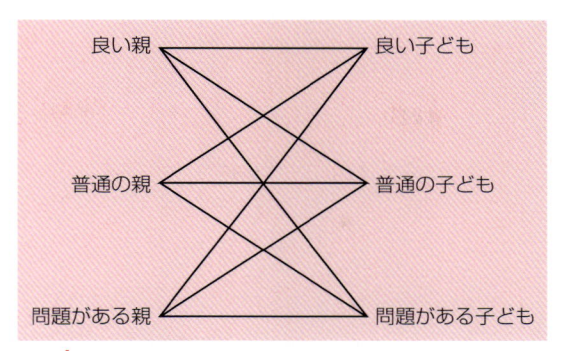

Ⅰ ■ 養育環境のチェック─子どもを全体としてとらえる

図6 親子の組み合わせ

6　地域資源とキーパーソン

　どんなに優秀な人でもひとりで利用者を全人的にとらえ，支援することは不可能である．地域にある利用可能な資源(児童相談所，福祉事務所，支援 NPO，保育園，保健所などの機関)の名前だけでなく機能も前もって知っておき，必要に応じて相談して利用者を全人的にとらえる．常日頃から相談し顔見知りになっていれば，チームアプローチをするときに誰がキーパーソンになるか容易に判断できる．

● ● ● ● ● ● ● ● ● ●

　養育環境をチェックし，全人的にとらえて支援することは容易ではない．「自分は何もできない，知らない，未熟である」の謙虚な気持ちと，自身の専門領域を越えて他と協働するために一歩踏み出す勇気と，自身の仕事に生きがいを感じ，新しいエネルギーの鉱脈の発掘に喜びを見い出すことが必要である．

📖 引用文献

1) 岡本祐子：発達臨床心理学から見た「親になれない親」の理解と援助．母性衛生　2006：**46**：480-483
2) 小林登：母子相互作用の意義．周産期医学　1983：**13**：1823-1826
3) 橋本佐由理：心の発達課題と発達阻害因．宗像恒次(監)，橋本佐由理(編)．ヘルスカウンセリング事典．日総研出版，2004：24-25
4) 井上京子：心の本質的欲求．宗像恒次(監)，橋本佐由理(編)．ヘルスカウンセリング事典．日総研出版，2004：18-19

📖 参考文献

・前川喜平：医師のための育児相談ガイドブック　改訂第3版．新興医学出版社，2004：77-78，81-88
・前川喜平：養育機能不全(親準備性の不足)．周産期医学　2001：**31**：964-965
・板倉敬乃：虐待の発生予防へのチャレンジ─周産期からの育児支援．母子保健情報　2005：**50**：88-93
・鯨岡峻：NHKブックス〈育てられる者〉から〈育てる者〉へ─関係発達の視点から．日本放送出版協会，2002

（前川喜平）

第Ⅲ章　具体的な発達支援

A　境界児の運動発達の促し方　　106ページ
B　境界児の知的発達の促し方　　118ページ
C　境界児の言葉の発達の促し方　　126ページ
D　ふれあい子育ての勧め　　136ページ

第Ⅲ章　具体的な発達支援

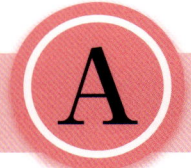

A　境界児の運動発達の促し方

運動発達の促し方のポイントは以下である．
- 各児のその時点での発達プロフィールを明らかにして，それに対応したアプローチを考えること．とくに境界児においては発達プロフィールの凹凸を考慮すること．
- 運動機能と感覚機能は車の両輪のように，互いに影響しあいながら発達していくことを念頭に置く．

以上の点を踏まえ，以下の原則に立って運動発達を促してゆく．
① 本人には訓練と意識させず，一緒に遊んでいるつもりで対応する．どんなに幼小な児でも，「させられている」と感じれば拒否的になる
② 容易なことから困難なことへ発達の順序に従った発達支援計画を立てる．本人の達成したステージあるいはレディネスを踏まえて次の段階に進む
③ 困難な課題は一度に1つだけ呈示する
④ 感覚と運動を連関させる

1　姿勢と運動の3要素からみた，ひとり歩き獲得までの運動発達過程とその促し方

月齢・年齢別の姿勢と運動発達の評価法についてはすでに他項で述べられているので，ここでは省略するが，姿勢と運動発達のプロセスを
① 相動運動能：外界に働きかけようとする児の機能
② 持ち上げ機構：重力に逆らい体を高所に持ち上げる機能
③ 姿勢調節能：高所に持ち上げた体を一定の安定した位置に保つ機能

の3要素に分け，なおかつ第1期（正常児における0〜4か月相当），第2期（5〜8か月相当），第3期（9〜12か月相当）の3ステージに分けて，ひとり歩き獲得までの時期における発達の促し方について考察する（表）．詳細については中島の文献[1]を参照されたい．

ⓐ 第1期（0〜4か月相当）

1）相動運動能―追視

追視は最初左右方向から可能となる．児を仰臥位として，赤色など原色のガラガラなどのおもちゃを両眼から30 cm程度の距離（近づけすぎないこと）で呈示する．左右にゆっくり動かしながら眼球の動きを観察する．追視しているようであれば音を出さないように動かして，視覚のみで追視しているかどうか確認しておく．

次におもちゃの色を目立ちにくい中間色に変更して，同じように追視を促してみる．左右の追視が可能となってきたら，おもちゃを上下方向にも動かして上下方向への追視を促す．

追視が可能となれば，頭部の回旋や挙上を促すための手がかりとすることができる．

2）持ち上げ機構―頭部挙上と肘立て位

児を腹臥位として両肩関節から上腕部を後方から保持してやると両肘で上半身を支えるようになる（介助による肘立て位）．このとき，腹臥位で頭部挙上が可能な児では，顔面を前方にあ

A ■ 境界児の運動発達の促し方

表｜運動発達の各ステージにおける姿勢と運動の3要素

ステージ	月齢	姿勢と運動の3要素			
		姿勢の調節能	持ち上げ機構	相動運動能	（うち移動能力）
第1期	1		仰臥位：伸展パターン 腹臥位：屈曲パターン	水平方向の追視	
	2	迷路性立ち直り反応 （前→後方向）	肘立て位：45°	垂直方向の追視	
	3	迷路性立ち直り反応 （後→前方向）			
	4	迷路性立ち直り反応 （側方向）	肘立て位の安定 定頸	手指の伸展	
第2期	5		腕立て位	grasp & release	
	6	体幹の立ち直り反応 前方パラシュート反応	腕立て位の安定		寝返り pivot turn
	7		四つ這い位 坐位		肘這い
	8	側方パラシュート反応	四つ這い位の安定		四つ這い
第3期	9			3次元への興味	
	10	立位の平衡反応 立位パラシュート反応 後方パラシュート反応	立位		
	11	大腿部での立ち直り反応			
	12	跳び直り反応	立位の安定		ひとり歩き

げることができる．追視が可能な児ならば，30cm程度顔面から離しておもちゃを呈示して，最初は左右方向に，次に上方へ動かして追視を誘う．これにより腹臥位や頭部挙上に慣らすことができる．

腹臥位を好まない児の場合，腹臥位に慣れさせる方法として，
① 母親ら養育者が仰臥位になって，カンガルーケアのように胸の上に児を腹臥位に寝かせてみる
② 養育者も児の前方に腹臥位になって声をかけ，一緒に遊ぼうとする

などを試みる．

3）姿勢調節能―定頸，種々の姿勢に慣れさせる

■ 定頸：定頸の促し（図1）は，肘立て位と並行して行ってよい（39ページ参照）．養育者が児の胸郭をしっかり両手で支持したうえで，養育者自身の膝の上またはテーブルの端に腰かけさせる．児の目を見て声をかける（図1-a）．声をかける方向を次第に上方へ変化させながら，児の体幹を児の前方向にゆっくりと引き寄せてくる（図1-b）．これによって児は頭部を上方（後方）に挙上させることができるようになる．声をかける方向が上方になりすぎると頭部が後方に落ちてしまうので，声をかける方向を次第に下方へ戻しつつ，児の体幹を児の後方向へゆっくりと押し戻していく（図1-c）．この際，児は顎を引いて頭部を前

第Ⅲ章　具体的な発達支援

方に引き戻そうとする．最初は体幹を傾ける角度を小さくしてゆっくりと行う．次第に体幹の傾斜と速度を増大させてゆく．

次に，上下方向からだけではなく側方からも児に声をかけるようにする．児の左（または右）から声をかけながら児の右方向（または左方向）に体幹を傾斜させる（図 1-d, 1-e）．定頸は，前後方向→側方の順で獲得されることから，促す運動も前後方向→側方の順で行う．前後左右の各方向での頭部立ち直りが獲得されたら，前後↔側方の運動方向を切り替える練習に移る．

さらに，児の反応が早くなってきたら，視覚入力による補助がなくても頭部の垂直位を保持することができる（迷路性立ち直り）ように，目と目を合わせずに同様の練習を前後方向→側方の順で行う．

注意 最初から，引き起こし反応のように，仰臥位から両上肢を引っ張って児を起こして

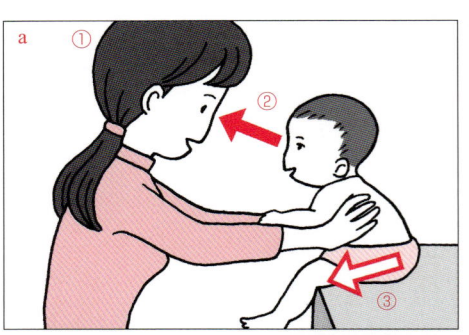

①養育者は上方から見下ろす位置に頭部を移動させて児の頸部の伸展を促す．
②アイコンタクトを保っておく．
③児の体幹を引き寄せ前傾させる．

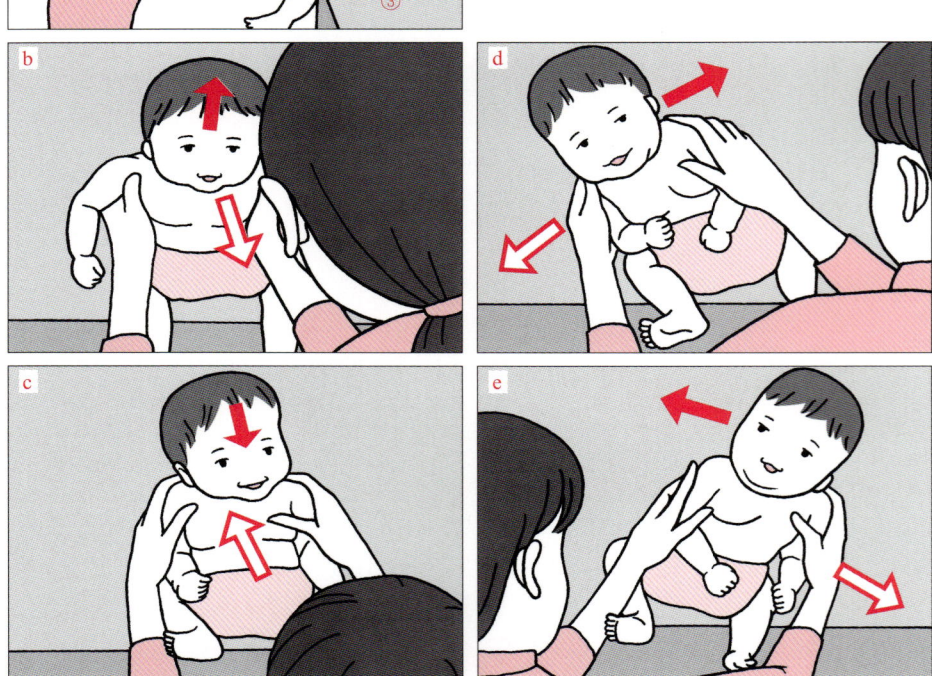

図1　定頸の促し方
　⟶　児の視線を向けさせる方向
　⇨　児の体幹を傾斜させる方向

A ■ 境界児の運動発達の促し方

くるのは頭部を大きな傾斜角から立ち直らせることとなり，いきなり困難な課題を与えることになるので避ける．

- 種々の姿勢に慣れさせる：定頸が確立するにしたがって，種々の姿勢において頭部はより垂直位を保ちやすくなる．同時に頭部から体幹にかけてのカーブは水平から下に凸となってくる．とくに側臥位では，片側での肘立て位から腕立て位をとることができるようになると，スムーズな寝返り動作につながっていく．これを促すには，児を側臥位として下側になった上肢に体重がかかるように体幹を軽く下方に押しつける(図2-a)．すると，肘にかかった荷重に対抗して肩を側方に拡げよう(外転しよう)として(図2-b)，側臥位での肘立て位をとろうとしてくる(図2-c)．しばしば「寝返りに際して体幹の下に入った上肢が抜けない」という訴えが聞かれるが，寝返りに際しての下方側の上肢は側方での肘立て位の支点となっており，体幹は上肢の上を越えていくことに留意すべきである．

4)感覚の問題

児は出生直後から自身を構成する四肢体幹について，各部分の位置関係や動きについての具体的なイメージ(ボディイメージ)を持っているわけではないので，自身の手足を見て触らせることは重要である．また，感覚の受容は運動の発現に先行しているので，児への多様な感覚入力も大切である．

ゆりかごのような体全体を動かす刺激は，体の移動や頭の位置の変化を知る前庭覚や皮膚の

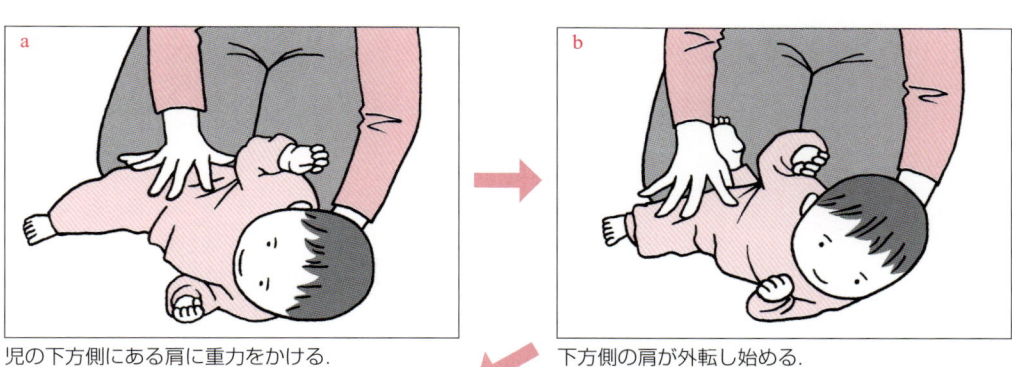

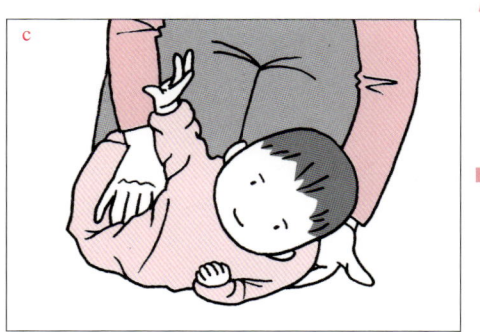

a 児の下方側にある肩に重力をかける．

b 下方側の肩が外転し始める．

c 頸部を上方側に持ち上げるとともに下方側での肘立て位となる．

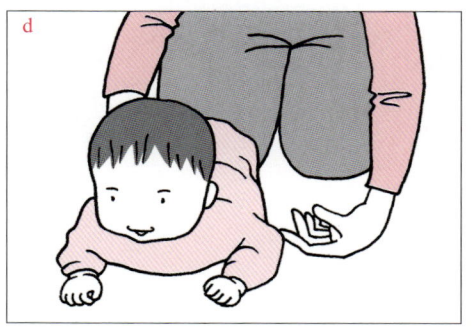

d 下方側の上肢を支点に体幹が回旋して腹臥位になる．
体幹の下になった上肢を引き抜くわけではないことに注意．

図2 寝返りの促し方(側臥位での肘立て位)

知覚への入力となる．

ⓑ 第2期(5～8か月相当)

1)相動運動能—肘這いから四つ這い

　4～5か月レベルでは，眼前の物にすばやく手をのばして取ろうとするようになる．やがて，すぐには手の届かないところにあるものも取ろうとするようになる．この段階で移動を促そうとして前方に欲しいものを置くと，肘立て位または腕立て位から前方に手をのばすが，上肢の伸展力により体はかえって後方に押し戻されてしまうことがよくある．このような場合には，<u>前側方や側方に欲しいものを置いてみて，腹部を中心としたピボット運動を促してみる</u>とよい(<u>図3</u>)．これによって上肢・下肢の左右交互の運動も促される．

　肘這い移動が獲得されたら，次の段階は四つ這い移動を目指すこととなる．股関節を前方に曲げた位置(屈曲位)で膝関節前面への荷重を促すには，段差を越えさせるとよい．最初は低い段差として次第に高くしていく．養育者の投げ出した足や横たわったときの体幹を乗り越える

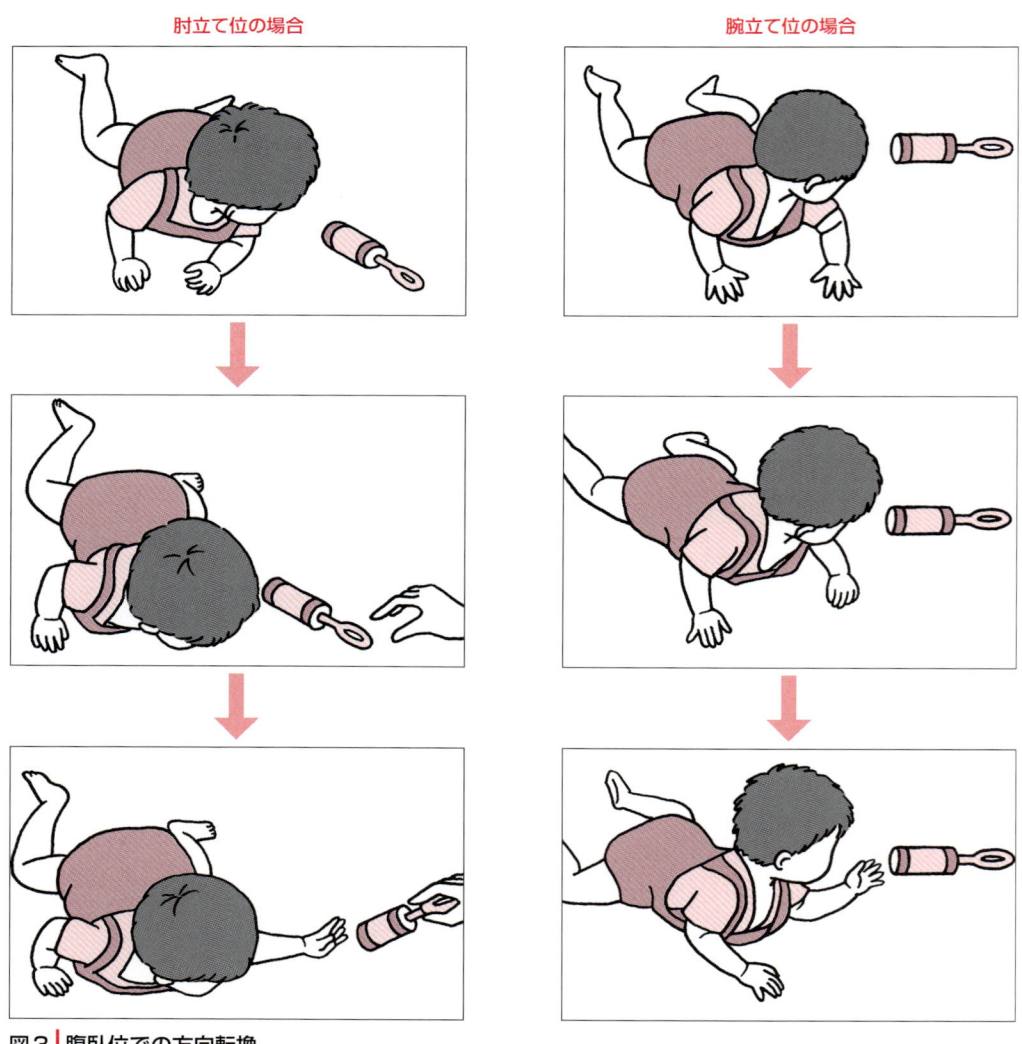

図3　腹臥位での方向転換

A　■　境界児の運動発達の促し方

遊びをさせるのもよい．

2) 持ち上げ機構―肘立て位から腕立て位，四つ這い位

- 肘立て位から腕立て位：四つ這い移動における上肢の肢位である腕立て位を可能とする要件は，
  ① 手掌部の感覚が上体の体重(圧力)に耐えられること
  ② 肘関節が十分に伸展できること(著しい屈曲拘縮がないこと)
  ③ 上肢帯から肘伸筋群に十分な筋力が獲得されていること
  である．

  <u>手掌部の知覚過敏</u>により，床に手をつかない場合には，少しずつ養育者の手を児の手掌に押しつけながら，徐々に圧力に慣れさせていく．肘が屈筋優位となっている児では，多くの場合手関節を掌屈させると肘屈筋群が緊張するので，少しずつ肘関節を伸展させてみる．肘伸展筋力の強化(図4)については，腹臥位にした児の両上肢を腹臥位から腕立て伏せを開始する肢位として，眼前に興味を示すようなおもちゃなどを呈示してみるとよい．これによって児は頭部を挙上しようとするので，初めのうちはこの際に胸部を軽く持ち上げるなど少し介助をしてもよい．ひとりで腕立て位ができるようになったら上体の重心を前後左右にゆっくり移動させてみるとよい．腕立て位は，後にパラシュート反応につながっていく姿勢である．

- 四つ這い位：腕立て位で股関節・膝がそれぞれ90°に曲がって，骨盤が挙上されてくると四つ這い位となる．四つ這い位をとるように介助するにはクッションや養育者の投げ出した足などの上に腹臥位でのせてやるとよい．

3) 姿勢の調節能―坐位の安定化，四つ這い位の安定化，パラシュート反応

- 坐位の安定化：定頸を促すときに用いたセッティングと同様でよいが，児を支持するポイントを徐々に下肢の方向へ移動させ，骨盤で保持するようにする．前後方向に続いて左右方向の働きかけを行う．この際，体幹の回旋運動も加える．これは，交互性のある四つ這い移動を獲得させるうえでも重要な点である．

- 四つ這い位の安定化：四つ這い位になった児の両肩または骨盤を保持し，前後→左右にゆっくりと揺する．

- パラシュート反応：体幹の傾きが大きいとき，または速いときにバランスを維持することが困難となると，倒れる方向に上肢を伸展させながら出して頭部が床面に衝突するのを防ごうとする．

4) 3要素の統合

この段階では，相動運動能・持ち上げ機構・姿勢の調節能は個別に促されるべきものではないが，目標とする運動を獲得できないときにいずれの要素が十分に発達・獲得されていないか分析することが重要である．

ⓒ 第3期(9〜12か月相当)

1) 相動運動能―2次元から3次元の世界へ

3次元空間を認識して働きかけようとする．

2) 持ち上げ機構―床面からの立ち上がり(つかまり立ち)，階段の重要性

- 床面からの立ち上がり(つかまり立ち)：大腿四頭筋・大殿筋の筋力が十分でないとひとりで立ち上がり，ゆっくりとしゃがむことはできない．筋力が十分でないときは，椅子から

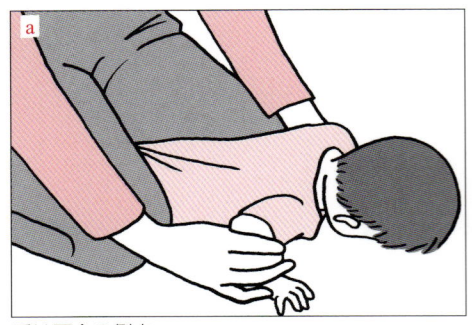

第Ⅲ章　具体的な発達支援

a 手は耳介の側方

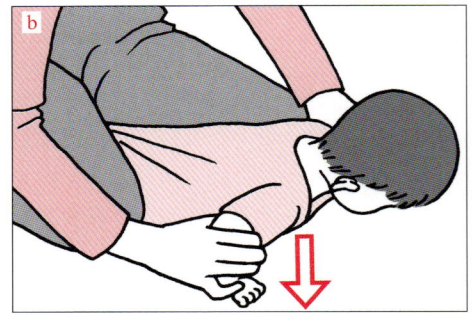

b 手掌を床に押し付ける

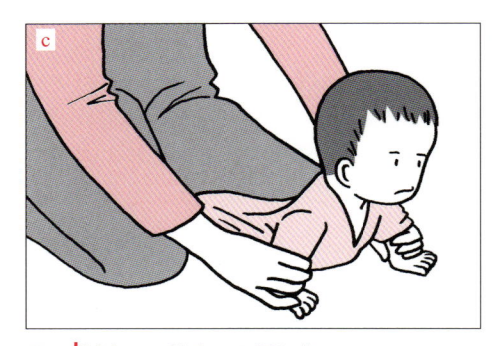

c

図4 | 肘立て・腕立ての促し方
　⇒　力を加える方向

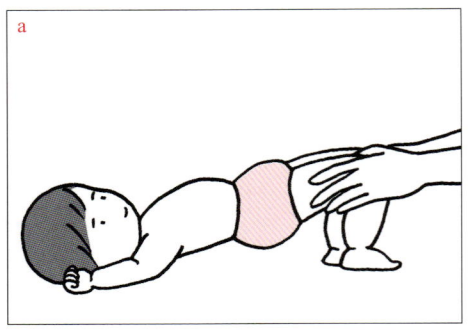

a

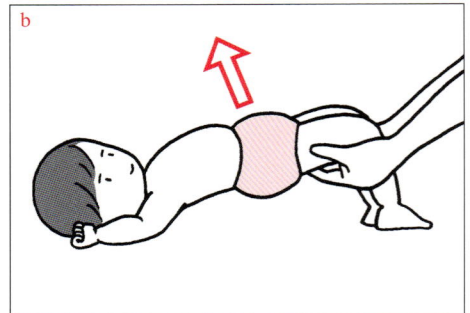

b 股関節伸展筋力が不十分なら足部を固定して大腿後面を支持してもよい．

図5 | ブリッジ運動
　⇒　力を加える方向

の立ち上がり→椅子の高さを下げる→床からの立ち上がりの順でつかまり立ちを練習させるとよい．

- 階段の重要性：四つ這いであっても階段昇降をさせると四肢の筋力強化に効果的である．

3) 姿勢の調節能―股関節レベルでの立ち直り反応から股関節伸展，立位の平衡反応

- 股関節レベルでの立ち直り反応から股関節伸展：立位の前段階として，坐位で骨盤を保持して前後左右に傾けてみる（股関節レベルでの立ち直り反応）．これができたら次に大腿部で児を抱きかかえて同様に前後左右に傾けてみる．次に，股関節伸展を体得させるために膝立ち・ブリッジ運動を行わせる（図5）．

- 立位の平衡反応：ひとり立ちへ向けて，立位で膝を支えて重心を前後に移動させる．前方に移動させるとつま先立ちで踏ん張り（図6-a），後方に移動させると踵立ちとなってバラ

112

A ■ 境界児の運動発達の促し方

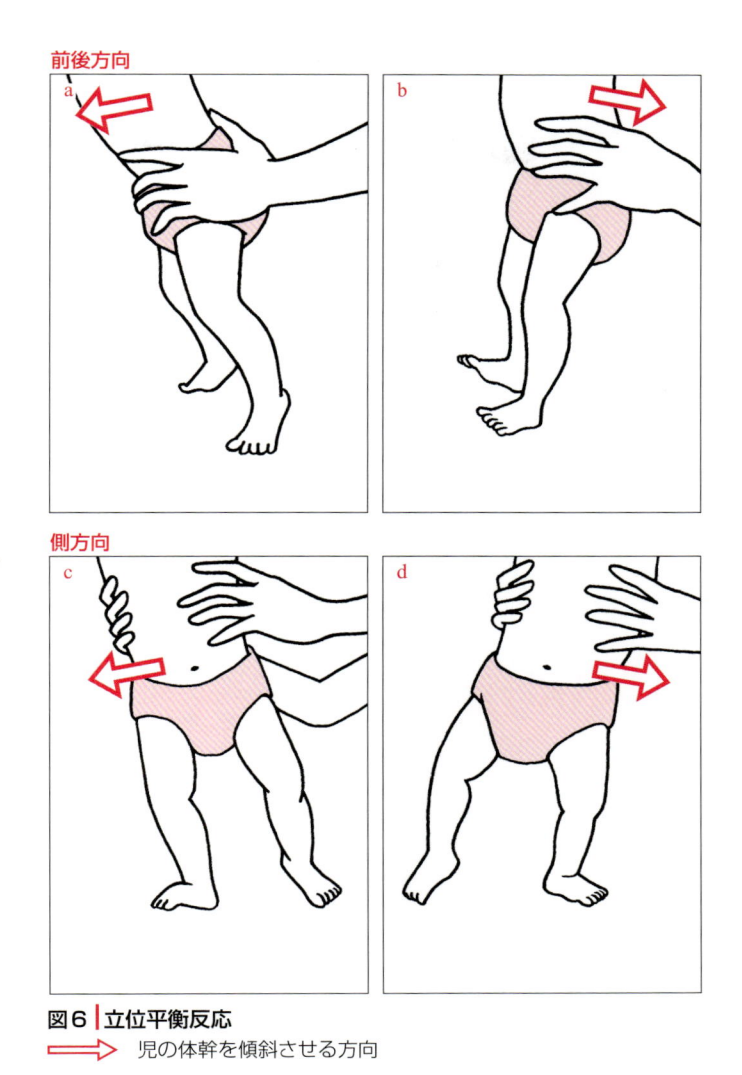

前後方向

側方向

図6 立位平衡反応
⟹ 児の体幹を傾斜させる方向

ンスを保つ（図6-b）．側方向へも同様に行う（図6-c，6-d）．
4) ひとり歩き
　ひとりで床から立ち上がって，立位をとり30秒間保持できるようになれば，多くの場合ひとり歩き可能となるが，ひとり立ちからは，一歩一歩バランスを取りながら歩かせるようにする．歩かせようと焦るあまり，児が転倒して（しそうになって）怖い思いをしたために，ひとり立ちからひとり歩きまでに相当期間を要することもある．

2　ひとり歩き獲得後の運動上の課題とその促し方

　ひとり立ち・ひとり歩きを獲得した後は努めて外遊びをさせ，現代の都市生活者にとってはなかなか困難なことであるが，外出時には極力階段を使うようにする．
　以下に個々の運動動作上の課題に対する対応方法のヒントを示す．

ⓐ ジャンプ
　ジャンプができないのは，大腿四頭筋筋力が不十分なためであるから，両手を持って膝の反復運動をさせる．ジャンプのまねごと・子ども番組の体操のまねをさせてもよい．次に，低い段差から飛び降りる練習をする．

ⓑ 片脚立ち
　介助なしに両側とも5～6秒間片脚立ちできるようになれば，階段を手すりなしに一段一足で昇降することができる．片脚立ちの練習を介助するときは，児の両上肢を持って支えるのではなく，支持脚と反対側の上肢と支持脚の膝下を支えてやるとよい．片脚支持で膝崩れする場合は，大腿四頭筋の筋力不足と考え，手すりつきでよいので，階段や坂道の歩行を積極的に行わせる．

ⓒ 片脚跳び(ケンケン)
　片脚立ちが5秒程度できるようになることが必要．最初は上手にできる側を集中訓練させて達成感を得られるようにする．

ⓓ スキップ
　片脚跳びを左右2回ずつ交互に繰り返すとスキップになる．最初はゆっくりと行わせる．

ⓔ 縄跳び
　縄を片手にまとめて持って跳ぶリズムを取ることから練習する．最初から縄を跳ばせようとしない．

ⓕ 自転車
　左右の下肢の動きがぎこちなくてペダルがうまく漕げないときは，両側の補助輪の下に左右同じ厚みの板などを敷き，後輪を地面から浮かせて，空転させた状態でペダルを漕がせてみる．
　補助輪なしではバランスをうまく取れないときは，緩い下り斜面の草原など転んでもけがをしにくく，ペダルを漕ぐことなく進めるような状況下で走らせてみる．

ⓖ 平均台
　台の高さに対する不安を取り除くために，当初は道路の側線など，幅15～20 cm程度の線の上を歩かせてみる．

3　身体巧緻性向上のための取り組み

　境界児においては，お坐り・ひとり立ち・ひとり歩きといった粗大運動発達については正常ないし軽度の遅れであっても，上肢や体を巧みに操るのが不得意で身体巧緻性(体全体を器用に使いこなす能力)に乏しいことが多い．このような児にあっては，
　① 着衣の「チクチクした感触」に異常に敏感である，特定の音刺激を嫌う，食べ物の好き嫌いがはげしい，といった感覚の受け入れに対する偏りや過敏がみられる
　② 体幹支持性が不十分で長い時間座っていることができないなど持久力に欠ける
　③ 特定の物にしか興味を示さないなど，興味を持つ領域に制限・偏りがみられる
などの特徴がしばしばみられる．
　このような問題点が，児に対して入力されるさまざまな感覚[視覚・聴覚・触覚・関節の動きや位置(固有受容覚)・身体の傾きや動きの感覚(前庭覚)・味覚・嗅覚など]が児の脳の中で

A ■ 境界児の運動発達の促し方

うまく交通整理されていない結果として生じているという考え方がある．児が受け取るさまざまな感覚入力をうまく交通整理させて，いろいろな体の動きをスムーズに行うことができるように促そうとする手法を感覚統合的アプローチと呼んでいる．

小児のリハビリテーションにおいては，粗大運動発達の促進を主として理学療法士（PT）が，身体巧緻性の向上を通してさまざまな遊びや食事・更衣など日常生活動作の拡大の促進を主として作業療法士（OT）が，それぞれ担当することが多い．

境界児にしばしばみられる身体巧緻性の乏しさを向上させて，児の遊びの幅を広げて日常生活動作をより上手に行えるようにするために作業療法士を中心として，前述の感覚統合的アプローチが試みられることがある．以下にそのいくつかの例を示す．

- ■ 様々な方向への揺れを加える遊び：前庭覚への感覚入力・体幹の屈曲活動・上肢屈筋伸筋の同時収縮などを目指す．遊園地のコーヒーカップなどのように自分でハンドルを回して自身を回す遊具・天井から吊り下げたタイヤ・ブランコ（図7-a，7-b）など
- ■ 一定の姿勢で静止する遊び：空間におけるボディイメージの獲得・姿勢反応の強化・四肢屈筋伸筋の同時収縮・固有受容覚の入力強化などを目指す．「だるまさんがころんだ」・バランスボール乗り（図7-c）など
- ■ 体を転がす遊び：触覚入力・前庭覚への入力・姿勢反応の強化を目指す．「いもむしごろごろ」など．筒状の物の中で転がることもよい．
- ■ 迷路を歩く遊び：立位歩行時の平衡反応・立位歩行時の側方への体重移動・体の左右を上手に組み合せて使う両側統合の促進・空間におけるボディイメージの獲得を目指す．はし

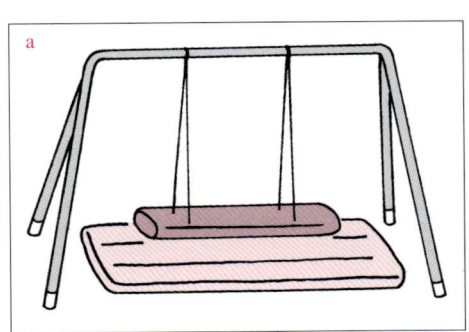

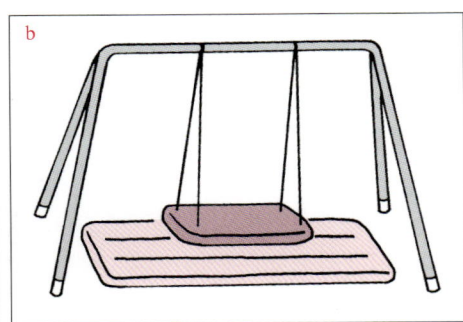

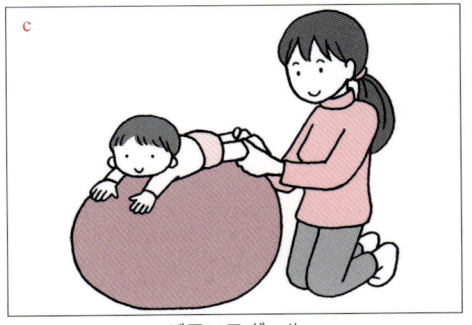

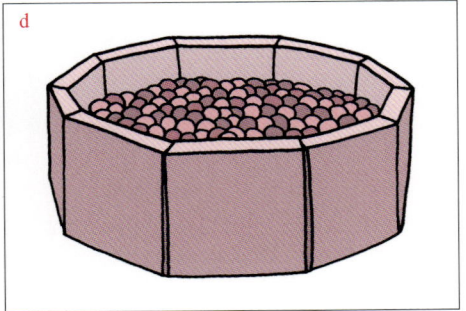

a　ブランコ(1)
b　ブランコ(2)
c　バランスボール
d　ボールプール

図7 感覚統合的アプローチに用いられる各種遊具の例

またぎ・「けんぱ跳び」など
- 体幹をねじらせる遊び：姿勢反応の強化・触覚入力・前庭覚への入力を目指す．ボールプール内で色々な姿勢をとる（図 7-d）．

児によっては着衣の肌ざわりを嫌う，顔面に水がかかるのを嫌うなど特定の感覚入力への拒否がみられることもあるが，このような場合には児の好む感覚と組み合わせながら慣れさせていく[2]．

また，生活習慣の改善（早寝早起き・朝食の摂取・身のまわりの整理整頓など）・遊び方や児への関わり方（家事手伝いへの参加）など養育者への指導も重要である．

4　疾患別，とくに発達障害児の運動発達の促し方

ⓐ 学習障害・注意欠陥/多動性障害（AD/HD）・自閉症

前述の感覚統合的アプローチは米国の作業療法士 Ayres が 1960 年代に学習障害児のための治療法として開発した．その後，AD/HD 児・自閉症児に対しても感覚統合的アプローチが応用されている．その理論では，学習障害，AD/HD，自閉症などの発達障害児における，「自分の体をコントロールできない」「学業でついていけない」「行動がまとまらない」などの特徴は，感覚情報がうまく統合できていないことが原因の 1 つであるとしている．これらの児に対する感覚統合的アプローチによる感覚入力系への介入が，学習・行動・情緒・社会的発達を促す効果があるとしている．現在のところ，このアプローチの科学的なエビデンスは不十分である．

ⓑ 高機能自閉症，とくに Asperger 症候群

自閉症児の大部分は運動発達に遅れがなく，運動能力に問題はない．なかには非常に手先が器用な児もいる．一方，高機能自閉症，とくに Asperger 症候群では歩行の開始が遅かったり，体の使い方がぎこちない，箸や鉛筆がうまく使えないなど，全体的に不器用な児がいる．このような特徴は一目瞭然のため，周囲ばかりでなく本人自身の苦手意識として定着しやすい．原因に，感覚入力系の問題がある場合があり，無理にがんばらせることでますます状況が悪くなることがある．がんばればできることなのか，あるいはできないことなのかは，作業療法学的な評価が役立つ．評価の結果，それががんばってもできないことでも，努力の方向性を示し，かつ援助の方法を考えるべきである．

ⓒ 脳性麻痺

最後に，脳性麻痺児に対する感覚統合的アプローチの適否について述べる．感覚統合的アプローチは学習障害児を対象とした治療アプローチとして確立されてきた．脳性麻痺児ではすでに Bobath や Vojta が基本的な治療アプローチを確立している．これらの両者の治療アプローチは対象児が異なる．感覚統合的アプローチを脳性麻痺児に適用することは不適切である[3]．

引用文献

1) 中島雅之輔：発達からみた脳性運動障害の治療．新興医学出版社，1992
2) Blanche EI, Botticelli TM, Hallway MK（著），高橋智宏（監訳）：神経発達学的治療と感覚統合理論―セラピストのための実践的アプローチ．協同医書出版社，2001
3) 佐藤剛（監）：感覚統合 Q&A ―子どもの理解と援助のために．協同医書出版社，1998

（小﨑慶介）

A ■ 境界児の運動発達の促し方

COLUMN

乳幼児健診と境界児③
発達障害児の療育の実際

■乳幼児期の発達障害児の療育の実際は，要約すると発達障害児の育児といえる．家族がなるべく早い時期に子どもの発達に遅れがあることを認識し受容できるよう医師や保健師，療育職員が援助し，発達を促す手だてをさし示すことが重要である．やがて，時間を経て健康に自信がついたら，集団生活(通園施設)を勧め，集団での経験や発達を促す．

■通園施設には機能訓練・保育・医療的ケアに対応できる肢体不自由児通園施設(母子通園が多い)と保育活動を通じて発達を促そうとする小規模通園施設(単独通園が多い)がおもなものである．通園施設に通う意義は，①規則正しい通園生活を送り，生活リズムを整え健康な体を作ること，②機能訓練の方法を教わり，家庭でも実行すること，③子どもの発達に必要な遊びを十分に経験し，生きる意欲を育てること，④日常生活習慣の自立を目指すこと，⑤集団生活のなかから親子の関係を調整し，子ども同士の関わりを持たせ，大人の指示にのれるようにすること，⑥子どもの障害を正しく認識することなどである．

■発達障害児の療育では，脳性麻痺と自閉症に大きな違いがある．脳性麻痺の療育では，医療と教育(幼児期は保育)が必要である．一方，自閉症には治療教育が必要である．治療教育の方法には大きく分けて2つの方法がある．「子どもを変える」ことと「環境を変える」ことの2つである．脳性麻痺ではリハビリテーションと教育により「子どもを変える」ことが重要であるが，自閉症ではむしろ「環境を変える」ことのほうが治療教育を考えるうえでより重要である．TEACCH(Treatment and Education of Autistic and related Communication-handicapped Children，自閉症および関連するコミュニケーション障害の子どもたちのための治療と教育)は環境を変えることを重視することで自閉症の治療教育に効果を上げている．

■最後に，発達障害児の事後措置で重要なのは，たとえ病名が脳性麻痺や自閉症であっても，子どもの発達促進と親への育児支援である．脳性麻痺や自閉症は治癒することはないが，早期療育で発達が促進され，集団参加や社会参加がスムースになる．したがって，発達障害に気づいた時点で専門医療機関へ紹介することが大切である．

(落合幸勝，宍戸 淳)

B 境界児の知的発達の促し方

1 境界知能の意味するもの

「発音が不明瞭」「友達とうまく遊べない」などの主訴で発達相談に訪れるケースの中に，「発達指数（DQ）」や「知能指数（IQ）」が80前後という子どもたちがいる．これまで，「少しゆっくりペースだが正常域から大きく遅れているわけではないので，このまま様子をみてもいいのでは？」と思われてきたようなケースである．しかし，最近はこのような境界知能を示す子どもたちこそ，細やかに発達の経過をサポートしていくことが重要であるという認識が少しずつ広まってきた．

知的発達をとらえるとき，「知的水準」と「知的構造」の2つの方向性がある．「知的水準」とは，いわゆる「発達指数（DQ）」や「知能指数（IQ）」で表される発達のレベルであり，正常発達からどれだけ開きがあるかをみるものであるが，知的発達を「知的水準」だけで理解するのは不十分である．とくに境界児を理解するには，「知的構造」に注目することが大切である．知能を構成するさまざまな能力において個人内差が著しく，その発達の凹凸のために，結果として境界知能を示す場合が少なからず認められるからである．その場合，保育園や幼稚園，学校の生活のなかでできることとできないことのばらつきがあるので，本人ももどかしい思いをしていることが少なくない．特定の活動や場面に強い苦手意識を持ってしまっていたり，集団のなかで情緒的に不安定な状態になっていたりすることがある．

境界知能（IQ71～84前後の知的能力）は，DSM-Ⅳ-TR 精神疾患の診断・統計マニュアルでは「臨床的関与の対象となることのある他の状態」の1つに含まれている．このことについて，本田[1]は「境界知能のこどもたちは，心理的負荷や他の発達障害との重畳などによって多様な精神医学的問題を呈する可能性のあるハイリスク群であるとの認識が，そこにはある」と指摘している．

発達支援を要する児の早期発見・早期介入により，発達の臨界期ともいえる乳幼児期から認知特性にあった療育を保障することができるだけでなく，周囲の理解を促し適正な環境調整をはかることで自己評価の低下などの二次障害を予防し，適応障害に移行するのを防ぐことができると考える．

2 脳性麻痺の知的発達の特徴

脳性麻痺の知能分布は，一般の知能分布に比べて著しく低い方に偏って分布しているが，個人差が著しい[2]．境界知能～正常知能（またはそれ以上）の子どもたちも多くみられるが，知能構造的には発達の不均衡があり，とくに視覚認知の問題が指摘されることが多い．

脳性麻痺児は，視知覚運動能力に問題があるため，構成課題や模写などが苦手といった傾向がみられる．また，数の操作性にも見劣りがあるとの指摘もある[3]．これらは，就学後の学習

B ■ 境界児の知的発達の促し方

上の困難に結びつきやすい．幼児期に得意な認知処理能力を生かして課題に取り組む意欲を育てながら，目と手を使った遊びや課題にもチャレンジして学習レディネスを高めていくかかわりが大切である．

次に脳性麻痺児で境界知能を持つ2人の幼児について，指導の実際例を示す．

CASE 1

3歳6か月　女児　脳性麻痺（痙性両麻痺）

検査結果と所見

新版K式発達検査　　姿勢・運動：DA 0歳10か月 / DQ 24
（30，32ページ参照）　認知・適応：DA 2歳 6か月 / DQ 70
　　　　　　　　　　　言語・社会：DA 3歳 0か月 / DQ 85

運動のレベルは，つたい歩きや階段を四つ這いで登ることはできるが，ひとり立ちや片手支持での歩行は困難という段階．坐位にておもちゃや道具の操作は可能であり，課題には意欲的に取り組んだ．積木の構成や形の弁別は2歳代前半くらいの課題まではできるが，それ以上になるとむずかしい．描画は線の模倣はできるが，丸や十字の模写は困難であった．言語面では，物の名称，動作語，表情や感情を表す言葉などの理解ができており，語彙のレパートリーが広がりつつあることがうかがえた．また，大小や長短の概念も獲得できている．しかし，数については，「指をあてて数える」という動作自体まだうまくできず，3歳半頃にはできるとされる「3個までの呼称，概括，選択」[4]は困難であった．目と手の協応のむずかしさがあるために，構成課題や描画，数概念の形成に対する支援が必要と思われた．

指導の方針

認知発達を促す遊びを幅広く経験することが大事と考え，「色」「形」「大きさ」により一層の興味を持たせる課題（積木の構成遊びやパズルなど）を指導に取り入れた．また，ままごとなどの遊びのなかで，「お皿を2枚ちょうだい」「ケーキ何個ほしい？」などのやりとりを通して数に対する意識を高めることや，物に指をゆっくりあてて数える，数えながら物を器に入れるなどの動作を一緒にすることで，一対一対応を経験させることを指導に盛り込んだ．

CASE 2

5歳9か月　男児　脳性麻痺（痙性両麻痺）

検査結果と所見

K-ABC心理・教育アセスメントバッテリー（31，32ページ参照）
　継次処理尺度113 / 同時処理尺度79 / 認知処理過程尺度93 / 習得度尺度96

継次処理の下位検査項目の評価点はすべて平均を上回っているが，同時処理の下位検査では〈絵の統合〉〈模様の構成〉〈位置探し〉の評価点が平均よりも1SD以上下回っていた．聴覚的短期記憶は良好であり，数的能力もほぼ年齢相応と思われるが，視覚的に空間を認識する力が弱く，とくに抽象的な図形を見て模倣したり再現したりすることが苦手であることがうかがえた．また，習得度の下位検査では〈なぞなぞ〉の標準得点が他の項目に比べてやや低く，視覚的にも聴覚的にも複数の情報を統合して推理する力が弱いことが推測された．

指導の方針

就学に向けた準備として，得意な継次処理を用いた方略（段階的な教え方，順序性の重視など）で課題を行うことにした．文字の視写の前段階として，フロスティッグ学習ブック（後述）を参考にして，始点と終点を明確にした線なぞりや，一段階ずつ区切って模倣させる方法で点つなぎの課題を行った．また，絵カードの一部分を見て，それが何かを当てるゲーム（図1）やスリーヒントクイズなど，与えられた情報から「全体」を想像して遊ぶ活動を多く取り入れた．

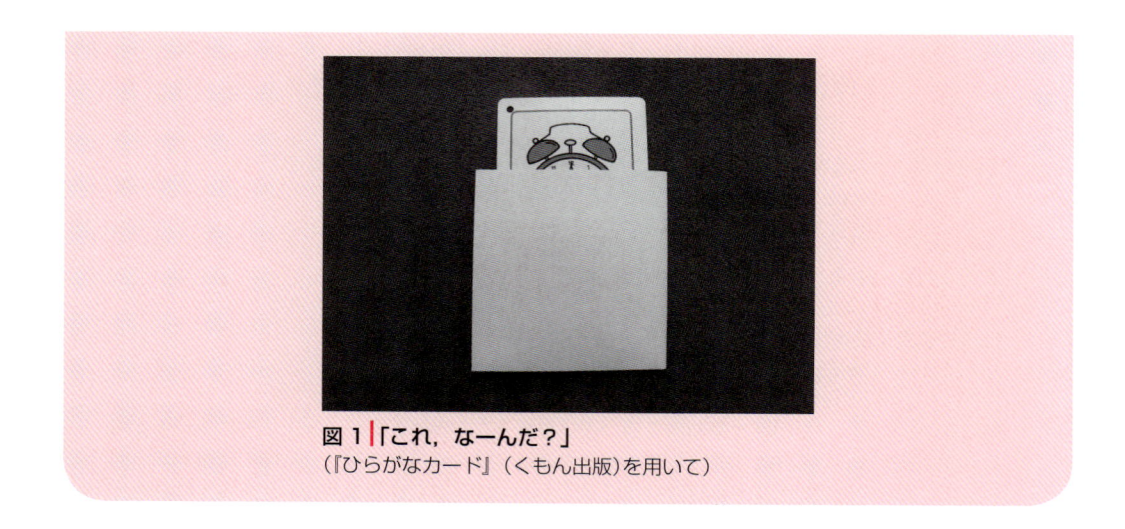

図1 「これ，なーんだ？」
（『ひらがなカード』（くもん出版）を用いて）

3　広汎性発達障害の知的発達の特徴

　広汎性発達障害の知的障害を伴わない群のなかには，高機能自閉症，Asperger症候群，高機能のその他の広汎性発達障害（非定型自閉症）の三者が含まれる．最新の調査では，広汎性発達障害という山全体としては，1％程度の罹病率を持つことが報告され，そのうちの約半数が高機能群であると指摘されている[5]．

　杉山[5]は広汎性発達障害という名称の意味について，自閉症の3つの主症状である，社会性の障害，コミュニケーションの障害，想像力の障害に加えて，多動や不器用など行動や指先の発達にも乱れを生じることであると説明している．製作や描画が苦手，体操やお遊戯がうまくできないなど，幼稚園や保育園の集団活動のなかで，手先の不器用さや運動機能の未熟性が目立つ子どもがいる．これは，視覚，聴覚，触覚などさまざまな入力情報がうまく処理できず，表出がぎこちないものになっていると考えられる．このような子どもは，苦手意識も加わり，ひとつの活動を持続できず落ち着きがなかったり，友達と一緒に遊ぶことを好まず，社会性の発達も遅れていることがある．また，文字や数字への強い興味があり，記憶力は良好でむずかしいことわざや四字熟語などがいえたりしても，会話となると一方的でやりとりが成立しない，自分の世界に没入しやすく人からのかかわりに無関心という傾向も多くみられる．

　広汎性発達障害の子どもたちの知能検査のプロフィールは多様であるが，言語性知能にも動作性知能にも両方にアンバランスがあるというのが臨床的な実感である．そのため，言語性IQと動作性IQがそれぞれに境界域を示すということも多い．

　次に高機能広汎性発達障害の幼児について，指導の実際例を示す．

B ■ 境界児の知的発達の促し方

CASE3

3歳11か月　男児　高機能広汎性発達障害

検査結果と所見

新版K式発達検査　姿勢・運動：DA 3歳10か月以上 / DQ 96以上
　　　　　　　　　認知・適応：DA 2歳11か月 / DQ 73
　　　　　　　　　言語・社会：DA 3歳 2か月 / DQ 80

　粗大運動はほぼ年齢相応と思われたが，動作模倣や模写はあまり得意ではない．また，構成課題は要領を理解するのに時間がかかった．言語面では，獲得語彙は多く大小や長短の理解もできており，ひらがなも読める．しかし発語は一方的なことが多く，年齢や性別を聞いても応答できない．また，問いかけに対して答えるときも，言葉回しが不自然で言いたいことが相手に伝わりにくい．母親の話では，むずかしい言葉は聞き覚えて使うが，日常会話がスムーズではないため気持ちがうまく表現できず，幼稚園では友達に噛みついてしまったりする．また，はさみを使うことが嫌いで，絵を描くことにも興味がなく，物をつくることはあまりしたがらない．ひとりで絵本を読むことを好む，とのことだった．全般にまだ興味の範囲が狭く，言葉も他者とのコミュニケーションのなかで機能するものとして獲得されていない．目と手の協応動作は未熟であり，集団活動に参加することにも苦手感を持っていることが推測された．

指導の方針

　指導のなかでは，まずは好きな遊びやおもちゃを介してセラピストとかかわるなかで，他者を意識しながら遊ぶという経験をし，やりとり性のある言葉を引き出していく指導を心がけた．また，興味の幅を広げていくこと，さまざまな感覚を協応させながら遊ぶことが大事であり，プレイルームで運動，触覚を刺激する遊びをしたり，ごっこ遊びなどイメージを膨らませて遊ぶことも指導の内容に盛り込んだ．

4　知的発達は遊びを通して育まれる

　「知的発達を促す」とは，子どもが環境と主体的にかかわり，そこから新しいことを学んだり創造したりする力を育むことである．こころとからだの両面が健やかに成長することが大切であり，乳幼児期に他者とのかかわりのなかで種々の感覚を活発に使いながら遊ぶことを通して，これらの力は育っていく．次に，子どもの知能発達を促す遊びについて述べる．

ⓐ 感覚の統合を促す運動遊び

　視知覚運動面に弱さを持つ境界児に対する援助として，感覚統合の視点に立った遊びの指導があげられる．感覚統合は「感覚は脳の栄養である」という原則に立っており，体全体をダイナミックに使う遊び，手と目の協応を促す遊びなどを通して，前庭覚，固有受容覚の働きを高め，姿勢の安定や目の動きを促し，巧緻性を伸ばしていく[6]．

　たとえば，バランスボール，トランポリン，ブランコ，回転する遊具などを使った遊びは，揺れや加速度を感じながら体のバランスをとって姿勢を保つという経験となり，前庭覚と固有受容覚の両面に働きかける．触覚もまた認知や情緒の発達に大きく関係していることがわかっており，ビーズや小豆，粘土やスポンジなど，さまざまな素材に触れる，ボールプールのなかで包まれるような感触を味わうなど，触覚を刺激する遊びも大切である．空間における位置の知覚や目的物に向かって体を動かす遊びとしては，マットの上をピョンピョン跳んで渡って遊

第Ⅲ章　具体的な発達支援

んだり，輪投げやボーリングなど決められた方向に物を投げたり転がしたりする遊びなどがある．

ⓑ 認知処理の力を伸ばす遊び

視覚，聴覚，触覚から入る情報を適切に処理する能力を高める遊びも，学習レディネスのためには重要である．たとえば，クーゲルバーンや玉落としなどで「玉が転がるのを目で追う」「声かけにあわせて転がす」「転がっている玉をつかまえる」などの遊びは，他愛ないようにみえて，実は視覚や聴覚を忙しく働かせて遊んでいる．このように子どもの遊びはさまざまな感覚を使って物にかかわる経験そのものであり，遊びの蓄積によって情報を適切に処理する力が育っていく．

色，形，大きさなど，物の属性に対する認識を育てる遊びとしては，型はめ，型さし，円柱さしなどのおもちゃを使って，弁別，分類，マッチングを経験させたり（図2），コップ重ねや積木遊びなど，大きさの比較をしながら上手に重ねたり積み上げたりしていく遊びがあげられる．また，工作，折り紙，ブロック，パズル，ひも通しなど物の形や位置関係を考えながら構成する遊びを通して，目と手を使いながら空間を把握する力を養うことも大切である（図3）．このような遊びは，目と手の協応動作に関係しており，文字の書写や，定規での計測，線引きのような就学後の学習に必要な基本的スキルにもつながっていく．

フロスティッグ視知覚能力促進法は，学習ブックを用いて視知覚課題に取り組ませることが中心になる．子どもの学習能力にもっとも関連が深いと思われる「視覚－運動の協応」「図形と素地」「知覚の恒常性」「空間における位置」「空間関係」の5つの視知覚技能に焦点を当てており，読み書きや数概念の獲得の基礎づくりを目指すものである．知覚能力を伸ばすことは外界からの情報を知識として蓄積することにつながり，概念形成にも影響を及ぼすと考えられる[7]．

これらの活動は机上課題的な要素が強いので，ともすると苦手なことを訓練するという堅苦しい雰囲気になりがちであるが，本人が楽しく取り組み，自信をつけることが何より大切であるので，遊びとして自然に体験できるように，大人も楽しい気持ちでかかわること，子どもの能力に合わせてスモールステップで進めることがポイントである．

ⓒ イメージを共有しながら他者とかかわる遊び

幼児期に他者と言葉のやりとりをして遊ぶ経験は，コミュニケーションの力を育て，ソー

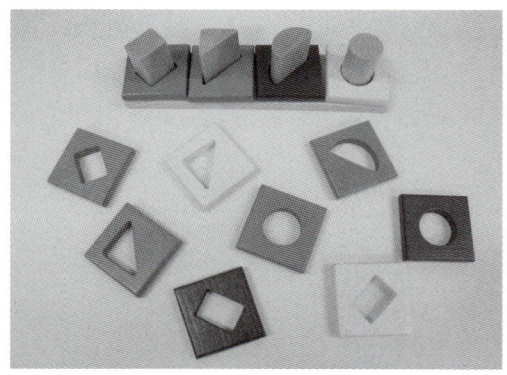

図2 「形をよく見てはめてみよう」

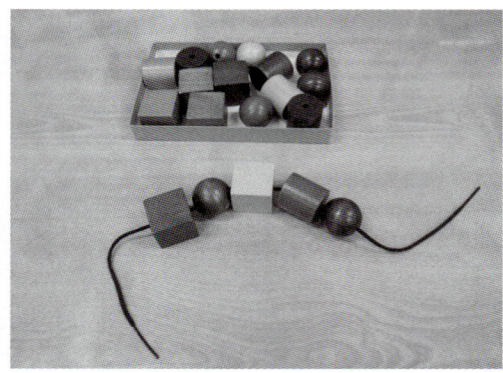

図3 「見本と同じものを作ってみよう」

シャルスキルの獲得につながっていくとともに，学童期における論理的思考に必要な言語発達に重要な意味を持っている．岡本[8]は，幼児期のコミュニケーションの大きな特徴は，言語活動が相手との「ことばのやりとり」のなかで展開されるという点にあるとして，そのような言葉を「一次的ことば」と呼んでいる．これに対して，小学校に入ると特定の個人が不特定多数の他者に対して話すという一方向的な談話形式の習得が要求されることを指摘して，このような言語行動を「二次的ことば」とし，「一次的ことば」の世界が充実した内容をもって確立され，その土台にしっかり根づいた形で「二次的ことば」の形成がされてこそ，子どもは次の新たな世界を切りひらいていけると述べている．

　幼児期に，遊びや生活場面で身近な大人や友達と共感的な言葉のやりとりを十分に経験することがとても大切であるが，境界児のなかには，幼稚園や保育園で集団遊びに参加できていない子も多い．まずは，大人と一対一でごっこ遊びや簡単なゲームなどを経験することから徐々に集団活動に参加できるようにしていくことも，この時期の大切な支援である．また，なぞなぞなど言葉を聞いて類推したり想像したりする遊び，絵本を読んだりお話を聴いたりしてイメージをふくらませ心を躍らせるような経験も，他者との共感関係や情緒発達を育み，思考のための言葉の獲得にもつながっていく．

5　発達支援に必要な視点

ⓐ環境調整という視点

　子どもの発達特性に合わせて環境調整を行うという視点に立った支援プログラムにTEACCH（Treatment and Education of Autistic and related Communication-handicapped Children）がある．TEACCHプログラムは，広汎性発達障害・自閉症スペクトラムの人を治療的に治すことを目指さない．基本的には自閉症の人が自閉症の特性を持ったまま，健康に幸福に生きることを支援する[9]．一度に複数の情報を処理することは苦手であることや，視覚的な情報処理が比較的得意であるという特性を考慮して，「視覚的構造化」という方略を用いて場面の理解を助ける．たとえば，表や絵カードを用いてスケジュールや課題を視覚化する，ついたてやカーペットを用いて，場所と活動が一対一対応になるような物理的な構造化を行う，などである．そしてTEACCHは，これらの援助は個別的なニーズに対応し，生涯にわたって行われるべきであるという原則に立っている．

　自閉症に限らず，この考え方はあらゆる障害について共通する視点であり，二次的に生ずる障害や問題の予防，軽減につながるものと考える．

ⓑ家族を支えるという視点

1）家族のSOSをキャッチする

　子どもの発達を促す支援のなかで重要なのは，本人へのサポートと同じくらいのウエイトで，家族に対するサポートを行うということである．小学校に上がってから学業不振や人間関係のつまずきをきっかけに医療機関を受診した発達障害児のなかに，実は乳幼児期に専門機関を訪れていたというケースがある．子育てのなかで他の子どもとどこか違うと感じて支援を求めながらも，「経過観察」で終わってしまっているのである．要するに，専門家が初期の段階で親のSOSを受け止め損なったということであろう．親は子育てに自信を失っているので，

自分の育て方を非難されるかもしれないという不安があるし，わが子の発達上の問題が決定的なものになってしまうことに大きな恐れを抱いているため，育てにくさをうまく言語化できないことがある．そういう親の思いを援助者は心に留めて話をよく聴き，とにかく「様子をみましょう」の一言で終わらせないことが大事である．障害が軽度であると，家族のなかでも子どもの発達のとらえ方にずれが生じやすく，母親が孤独感を感じているケースも少なくない．

　育てにくさを感じながらわが子と閉塞した環境に置かれたら，親は余裕がなくなり，子どもを頭ごなしに叱ってしまったり，自分の感情をストレートに子どもにぶつけてしまったりするかもしれない．子どもをコントロールしようとすればするほど子どもは混乱し，不安定になるという悪循環も生じやすい．発達の特性にあった対応の仕方を親が知り，親自身が心のゆとりを取り戻せるように支援することは，マルトリートメントを予防するという点で重要である．援助者は親の SOS をしっかりキャッチしなければならない．発達支援の現場において大切なことは，親を「孤立させない」ということである．否定されたり批判されたりせず，親自身が自分の気持ちや考えをまずは受け止めてもらえるところが必要なのである．親が子どもの特性を正しく理解して対応できるように説明したり助言するとき，最初から指導しようとしないこと，親の知識のなさを嘆かないこと，少しずつ子どもの小さな変化に気づけるようになるまで，時間をかけて付き合うことが大切なのである．

2）発達障害のペアレントトレーニング

　発達相談のなかで感じることは，子どもの扱いにくさに疲労困憊して，わが子に嫌悪感すら抱いている親も少なくないということである．親が自信を取り戻し，子どものことも自分のこともももう一度好きになれるような支援が求められていると痛感する．

　そのような支援のひとつに，ペアレントトレーニング[10]がある．これは，子どもの「行動」に焦点を当て，「好ましい行動」には肯定的な注目を与え，「好ましくない行動」は無視をして，好ましい行動を待ってほめること，「危険な行動・許しがたい行動」には制限を設ける（警告とペナルティ）という対応について，ロールプレイなどを通して学ぶプログラムである．上林[10]は，対象になる子どもは，注意欠陥/多動性障害（AD/HD）をはじめとした発達障害児が中心であるが，子育てにむずかしさや不安を抱えるケースなどにも広く適応できるものであるとしている．また，グループで実施するほうがより効果的と思われるが，個別に行ってもそのエッセンスは伝えられると説明している．

　ペアレントトレーニングでは，「肯定的な注目」の与え方についても，「ほめる」だけでなく，「励ます」「ほほえむ」「そっと体に触る」「次の活動に誘う」など，いろいろなバリエーションがあることを学ぶ．これは育児にとても役立つという印象がある．親たちはこれまでも専門家から「ほめて育てるように」指導され，努力して「ほめてきた」のである．しかし，どうもそれがぎこちなくなってしまっていることがある．そういうときに，いろんな表現の仕方があることを思い出してもらうと，親たちの肩の力が少し抜ける様子が感じられる．また，ほめ方のコツとしては，課題が 100% できるまで待ってほめるのではなく，25% ぐらいのところでほめましょうという「25% ルール」[10]というものがある．この助言をすると，これもまた親の負担感を軽くする効果があるようだ．親も子どももスモールステップで「できた」と思える小さな成功体験の積み重ねを上手にさせてあげることが支援のコツである．

ⓒ 機関連携をはかるという視点

　境界児は普通の保育園や幼稚園に通っていることが多い．また，就学については，通常学級でよいのか特別支援教育が必要なのかというところで悩んだ末に，通常学級を選択されるケースもある．

　境界児の持つ特徴について，保育園，幼稚園，学校の先生方と共通認識を持ち，支援の方向性を一緒に検討できる体制づくりがとても大切だと感じている．療育機関だけでの個別的なかかわりだけでは限界があり，1日の多くの時間を過ごす集団のなかで支援していくことがもっとも効果的であると考えるからである．また境界児のなかには，心理検査や面接といった枠組みの明確な場面では問題がみえにくいという子どももおり，集団場面の行動観察をあわせて初めて全体像を把握できることが多い．できるだけ現場を訪問して，幼児であれば，自由遊び，課題活動，またそれらの活動の切り替わりの場面における指示理解の状況や感情のコントロール，他者とのコミュニケーション能力について，学童であれば，授業中の態度，教科学習の習得度，休み時間や給食・掃除の時間の友達とのかかわりや役割遂行の様子，掲示物（絵画や作文など）などを観察させてもらうようにしている．保育園，幼稚園，学校の先生と理解のレベルや発達の偏りの特徴を共有し，多く取り入れたい遊びや学習指導に活用すべき強さ（得意な認知処理）についても，共通理解を深めていくことがより有効な支援に結びつくと考える．

●　●　●　●　●　●　●　●　●

　境界児は周囲の動きから遅れをとることが多く，自尊心が傷つきやすい．境界児の発達支援は，子どもの気持ちに寄り添いながら小さな成功体験を積ませ，自信と意欲を引き出していく支援である．アセスメントは，検査室で行う心理検査だけでなく，行動観察や家族，関係機関からの情報も得て，子ども本人の困り感の背景にある認知処理の特性を見極めるとともに，得意なこと，好きなこと，すなわち子どもの「ストレングス」を把握して，その両方にアプローチしていくことが大切である．

引用文献

1) 本田秀夫：境界知能．精神科治療学　2008：**23**（増）：144-145
2) 穐山富太郎，川口幸義（編著）：脳性麻痺ハンドブック—療育にたずさわる人のために．医歯薬出版，2002
3) 小枝達也：未熟児脳性麻痺における認知障害．リハビリテーション医学　1995：**32**：594-598
4) 田中昌人，田中杉恵：子どもの発達と診断4　幼児期Ⅱ．大月書店，1986
5) 杉山登志郎：HFPDD．小枝達也（編著）．ADHD, LD, HFPDD, 軽度MR児　保健指導マニュアル—ちょっと気になる子どもたちへの贈りもの．診断と治療社，2002：22-26
6) 佐藤剛（監）：感覚統合Q&A—子どもの理解と援助のために．協同医書出版社，1998
7) Frostig M（著），日本心理適性研究所（訳）：フロスティッグ視知覚能力促進法（初級用）．日本文化科学社，1977
8) 岡本夏木：幼児期—子どもは世界をどうつかむか．岩波書店，2005
9) 佐々木正美：TEACCH，わが国の現在．そだちの科学　2007：**8**：60-63
10) 上林靖子（監），北道子，河内美恵，藤井和子（編）：発達障害のペアレント・トレーニング実践マニュアル．中央法規出版，2009

（邑口紀子）

第Ⅲ章　具体的な発達支援

C 境界児の言葉の発達の促し方

　小児の言語障害には，知的障害，聴覚障害，脳性麻痺，口唇口蓋裂などの基礎疾患に伴って起こるもの，また，広汎性発達障害，特異的言語発達障害，学習障害など発達障害に分類されるもの，それ自体が言語障害といえる吃音，機能的構音障害がある．

　これらのうち，重度障害である場合や先天奇形がある場合は出生した病院や乳児健診で発見され，早期治療や指導が始まる．発達障害や軽度障害の場合は成長の経過のなかで2〜3歳以降に「言葉が遅い」「マイペースで人への関心が薄い」「幼稚な発音が治らない」といった気づきから診断につながる．このように各々の言語障害が発見される時期は，遅れや異常が見極められる時期によって違いがある（図1）．

1　境界児のとらえ方

　境界児を正常と障害の間に位置づけるとするならば，言語・コミュニケーション発達における境界児は，言葉も出ていて幼児期前半には問題にされることが少ないが，その後幼稚園などの集団に属し，周りの子どもたちも成長してくると集団行動の取りづらさや理解力の不足，不器用など「ちょっと気になる子」として浮上してくる一群である．このようなグレーゾーンにいる子どもたちは正常発達に追いつく場合がある一方で，軽くみえても見逃せない問題を持っていることがあるので，判断は慎重に，そして適切な支援が求められる．

　境界児を評価する指標としては，知能検査でIQ70以上という知的発達の尺度が示されている．しかし，言語やコミュニケーションは多側面の発達が相互にかかわり複雑な過程で成り立

年齢		
1歳	口唇口蓋裂など先天奇形 聴覚障害 重度知的障害	重度重複障害 脳性麻痺
2歳		
3歳	広汎性発達障害 特異的言語発達障害	
4歳		
5歳	構音障害 軽度知的障害	Asperger症候群 高機能自閉症
6歳	学習障害	

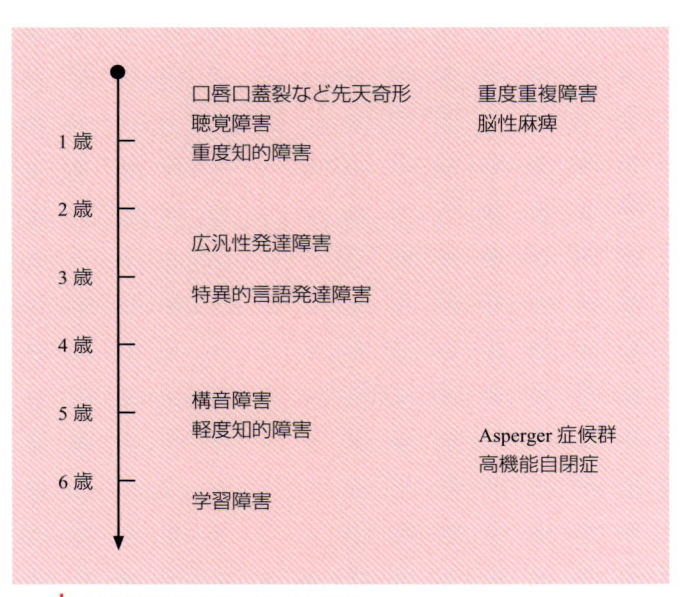

図1　言語発達障害に気づかれる時期

つことから，言語発達障害の臨床像は単一ではない．そのため評価にはいくつかの検査法を組み合わせて使うことが多く，知的発達尺度のように標準化された指標はないのが現状である．そこで，言語・コミュニケーションの立場から境界域にいる子どもを検討するにあたっては，知的発達上の境界域指標を軸にしながら，言語理解や言語表出能力，言語形式（語彙，構文，構音），文脈にあった適切な会話の能力など言語構造の各側面からも加えて評価し，知的発達レベルだけではとらえきれない子どもの問題を明らかにしていくことにする．

まずは幼児期にみられる障害の分類とその特徴にふれ，後半で支援方法について紹介する．

2　言語障害の分類

以下に項目に沿って述べていくが，言語障害として分類されるもののうち，学習障害は学童期になってからの診断が多いこと，吃音は発達障害からは外れることから，今回は他書に譲りたい．また，構音障害児については境界児であるかどうか議論を呼ぶところであるが，言語発達障害の多くは構音障害を伴い，構音の未発達や異常がコミュニケーション障害を助長することから取りあげることとした．

ⓐ 知的発達上の境界児

知的発達と言語発達は密接な関係を持っているが，同様ではない．また，言語発達は言語理解の発達と言語表出（幼児期はおもに発語）の発達に分けて考えられ，この両者の間にも発達の差が生じることがある．知的障害の場合，知的発達と言語発達がほぼ同じレベルで発達するタイプ，知的発達と言語理解は同レベルに発達しているのに言語表出が遅いタイプ，知的発達に比べ言語理解も言語表出も遅れるタイプがある．IQ70以上を境界児とすると，境界児は2～3歳までは個人差の範囲で成長するが，4～5歳になると遊び方や友達とのかかわりで幼い印象を持たれることが多くなる．言語面では，正常児に比べて文の長さが短く，経験したことを要領よく説明することはむずかしく，数操作や抽象的な思考の発達が遅れがちである．6歳頃にはウェクスラー式知能検査（WISC-Ⅲ）の対象年齢となり，個人内差（個人内の能力のばらつき）がわかりやすくなる．また，話し方に早口や構音に不明瞭さが認められる場合がある．コミュニケーションスキルには問題がなく，場や人に応じた適切な会話が可能である．

ⓑ 聴覚障害－軽度難聴を中心に

難聴児の発見・診断は，早期に行われており，広田[1]らの全国聴覚障害児教育施設・療育施設・医療施設を対象とした調査で，およそ2歳までに85.3％が難聴と診断されていたと報告がある．近年は新生児聴力検査が開発されたこともあり，医療機関や教育，自治体に早期支援の充実が一層求められている．一方，見過ごされやすいのは軽度難聴である．平均聴力35～45 dBくらいの聴力では，音声は聞こえるが言葉としての入力が弱い．そのため，聞き違いや内容理解のあいまいさがあって言葉の発達は遅れる傾向にある．また，滲出性中耳炎やその他の耳鼻咽喉科疾患によって聞き取りが悪くなり，慢性化すると言語発達に影響がある．Down症児は滲出性中耳炎に罹患する率が高いので，聴力の管理は必須である．軽度難聴でも言語習得の途上にある子どもの言語発達や構音発達には少なからず影響がある．わが国の難聴の分類を表1に示す．

表1 聴力障害の程度と音声障害の特徴

難聴程度分類	平均聴力レベル	日常会話の聞こえ	音声障害の特徴
軽度難聴	30〜39 dB	小さな声がやっと聞こえる	音声障害は認められない
中等度難聴	40〜69 dB	普通の声がやっと聞こえる	話声が大きい．サ行，ツ，が自然獲得されないことがある
高度難聴	70〜89 dB	大きな声がやっと聞こえる	話し方の障害・音声の質の障害はほとんどない．サ行，ツ，ラ行，マ行，ナ行など構音障害
高度難聴・聾	90〜109 dB	耳元で大声で話しても理解できない	抑揚のない話し方．話す速度の低下．音声が高くなる．構音障害など
聾	110 dB		話し方の障害．音声の異常．自然習得は母音のみ

ⓒ 軽度脳性麻痺

　脳性麻痺で境界域にいる子どもには，すでに療育を受けていて追いついてきた例と運動機能障害が目立たない軽度例がある．そして，運動障害のタイプや視知覚の問題などの合併症に影響されて，知的発達より言語発達は遅れがちであるが，絵本など筋のある文章を理解し文で話をするようになる．発話の面では，軽度障害でも中枢神経系の運動障害を持っており，構音や声，話し方に問題を持つが明瞭度は比較的良いことが多い．対人関係は基本的には良好であるが，話が伝わらない経験を重ねると会話を避ける二次障害が現れることもある．脳室周囲白質軟化症のある痙直型両麻痺児では視覚認知の問題があることが明らかにされている．このタイプはマイペースであることが多く，よくしゃべるがやりとりが一方的である傾向がある．

　また，日常生活動作ではちょっと不器用なくらいで問題にされなかった例で，正しい構音動作や巧緻動作を要求されたときの動きから脳性麻痺や微細運動障害に気づかされる例がある．筆者は学童になって構音の改善を主訴として来室されたなかに，脳性麻痺が疑われるケースを数例経験した．いずれも通常学級在籍で運動障害による構音障害があり，一生懸命話そうと努力すると上肢に細かな不随意運動が認められたり，顔面に不随意なぴくつきがみられるなどの神経学的な兆候があったが，過去に脳性麻痺などの診断をされたことがなかったため，家族にとってはにわかに受け止められず，症状の説明や指導方針立案に苦慮したことがある．

ⓓ 広汎性発達障害

　広汎性発達障害の診断基準は，
　　① 対人関係の異常（視線が合わない，他人と興味を共有できない，感情が伝わらない）
　　② 言葉やコミュニケーションの異常（言葉の遅れ，オウム返しで応答，遊びのルールや役割を理解できない）
　　③ 特徴的なこだわり（興味の限定，こだわり，情動行動）

があげられ，3歳までに発症するとされている．コミュニケーション障害の境界児としてあげられるのは広汎性発達障害の一群で知的障害を伴わない高機能自閉症やAsperger症候群であろう．Asperger症候群は日常的な言語・コミュニケーションの習得ができ，3歳では気づかれずに5〜6歳以降，学童期に診断されることが多い．社会性の障害や行動・興味および活動の範囲が狭く，想像性や思考の柔軟性がないのが特徴で，言語面では言語形式（語彙，構文，構

C ■ 境界児の言葉の発達の促し方

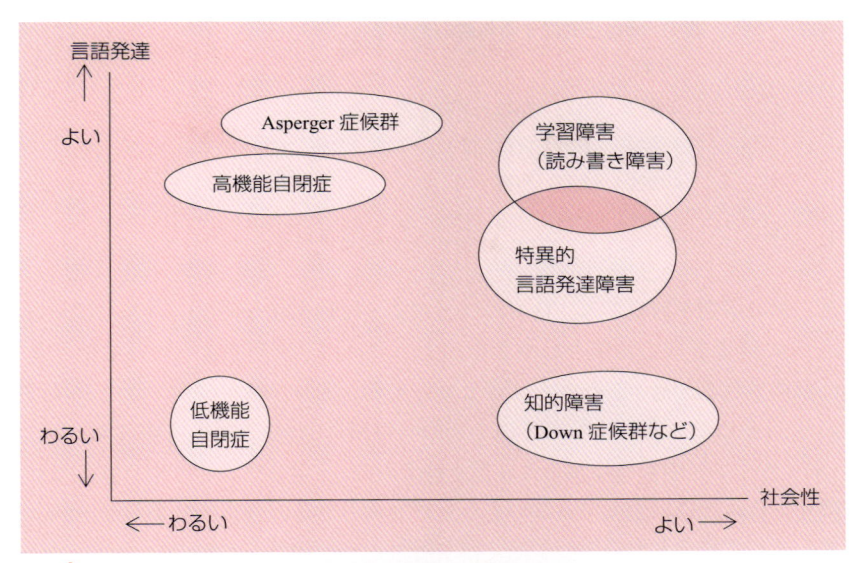

図2｜広汎性発達障害，特異的言語発達障害，学習障害の関係
（文献²⁾より引用）

音）の発達は良いのに，言葉の使い方や会話に障害がある．幼児期に自閉性障害と診断された子どもが成長し，学童期になると他者の心理を少し理解できるようになり，行動異常が軽減してAsperger症候群に診断が変わることもある．図2に広汎性発達障害，特異的言語発達害，学習障害の関係を示す²⁾．

ⓔ特異的言語発達障害

　知的障害，聴力障害，運動障害，対人的相互関係の障害がないにもかかわらず言語発達が遅れる障害のことである．他は順調に育っているのに3歳になっても意味のある言葉が出ないことで気づかれることが多い．このような特徴を持つ言語障害をDSM-IV-TRでは「コミュニケーション障害」に分類し，言語表出が特異的に遅れる「表出性言語障害」と言語の理解と表出がともに遅れる「受容−表出混合性言語障害」の2つのタイプに分けて，特異的言語発達障害に相当するとしている．2〜3歳までは言語理解，表出ともに遅れがあるが，4〜5歳になると言語理解が発達し，言語表出も追いついてきて，就学頃までには日常のコミュニケーションができるようになる．しかし，学齢期になって問題が解決するとは限らず，言語表出は拙劣で，助詞の脱落，先生の指示が正確にわからない，友達とその場にあった会話ができないなどの問題を抱えることもある．読み書きや計算の学習面での困難を示す例も少なくない．実際には言語特徴や随伴する情緒的・行動的な問題が高機能自閉症やAsperger症候群などと似ているともいわれている．

ⓕ構音障害

　子どもは10か月で始語，2歳で二語文が出るようになり，その後，音声言語を使って人と自在にコミュニケーションできるようになる．構音は肺からの呼気を発語器官である下顎，口唇，舌などを使って共鳴させ，語音を作り出す過程である．小児の構音障害には器質性の疾患である口唇口蓋裂などによる形態や機能の異常からくるものと，原因は特定できない機能性構音障害がある．構音の発達は通常，母音や半母音，口唇音に始まり，6〜7歳で90%の子ども

表2　構音が完成する年齢のめやす

年齢	構音
2歳代	パ行，バ行，マ行，ヤ，ユ，ヨ，ワ，ン，母音
3歳代	タ行，ダ行，ナ行，ガ行，チャ，チュ，チョ
4歳代	カ行，ハ行
5歳代	サ行，ザ行，ラ行，ツ

たちがほとんどの子音を習得する．構音には音によって難易差があり，習得には一定の順序性がある．表2に構音習得の時期のめやすを示す．パ・バ・マ行のように唇を使う音や母音などは早期に習得される．構音動作がむずかしいといわれるサ・ザ・ラ行，ツなどは幼児期後半に習得される．そして，正しい構音習得までの一時期（いわゆる幼児音の時期）は，たとえば「タイコ」を「カイコ」のようにタをカに置き換えたり，「コップ」を「オップ」とkを省略したりする誤りや日本語には表記できない歪み音が認められる．個人差はあるが，誤りは発達とともに軽減して正常構音となる．

1）機能性構音障害

原因は特定できないが，言語習得期に構音の学習を妨げる何らかの要因があって生じる．正常発達の構音習得時期や習得過程を踏まえ，4～5歳に診断される．構音完成の時期になっても発達途上に起こる誤りが改善されない構音障害が多くを占めるが，構音操作が正常と異なるために生じる異常構音によるものもある．

2）器質性疾患や先天性の疾患による構音障害

口唇口蓋裂が代表的であるが，その他に口蓋裂がないのに構音が障害される粘膜下口蓋裂，先天性鼻咽腔閉鎖機能不全症がある．口蓋裂がない場合は外見上わかりにくいため，鼻漏れによる異常構音が現れて初めて気づかれる．口蓋裂に伴う言語障害の特徴は

① 鼻咽腔閉鎖機能不全にかかわる異常構音が多くみられること
② 不正咬合など形態異常に伴って構音への影響があること
③ さらに発達途中に起きる構音の誤りが加わること

である．2歳以下の手術例でも40～50％に構音障害が認められるという．

3　言語検査

言語検査には言語発達をそれぞれの側面からとらえた指標が使われている．表3によく使われる言語検査をあげ，検査の特徴と適用年齢を示す．

4　支援のポイント

① 支援の目標は正常発達に追いつかせることではなく，子どもの発達レベルに合わせて，周りとのコミュニケーションの力を育てていくことである．
② 支援には子どもの発達を直接支援するアプローチと家族支援，環境調整がある．
③ 診断が不確定な3歳代の子どもに対しては経過観察を中心に行う．診断が確定し，指

表3 | 言語検査

検査	適用年齢	内容
ITPA 言語学習能力診断検査	3〜9歳	言語性能力を評価する検査．全体的な発達レベルだけでなく「個人内差」をコミュニケーション過程の面から評価する
言語・コミュニケーション発達スケール（LCスケール）	0〜6歳	LCA（言語コミュニケーション年齢）とLCQ（言語コミュニケーション指数），下位領域の言語表出と言語理解，コミュニケーション発達段階を評価する
国リハ式〈S-S法〉言語発達遅滞検査	発達レベル1歳前後〜小学校就学前	言語の記号形式－指示内容関係の段階に即して一貫した評価をする
絵画語彙発達検査（PVT）	3〜10歳	語彙の理解力から発達をみる検査．語彙年齢を評価する
構音検査	4歳〜	構音の正誤および誤りの性質や特徴を明らかにする
音韻認識に関する検査	5歳頃〜	しりとりなどを使って，音の抽出や分解する能力をみる

示に応じやすくなる4〜5歳以降は発達レベルや障害の特徴を見極め，子どもの意思を尊重しながら直接支援を中心に行う．

④ 家族支援は家族の気持ちに添って，子育てや障害受容を支援する．グレーゾーンの子どもを持つ家族への対応は慎重に行う．
⑤ 将来の見通しを持って指導にあたり，家族を支える．
⑥ 環境調整は，家族，幼稚園，保育園，療育機関などとの情報交換や連携である．

多くの境界児は普通集団で育てられ，能力があるゆえに正常発達と比較されやすい．子どもは周りからの励ましと自身の不全感で強いストレスを抱えることになる．療育スタッフはこのような境界児特有の問題を念頭に置いて支援にあたる必要がある．

ⓐ 知的発達上の境界児

知的障害への支援は基本的には正常発達の過程に沿って行われる．3歳頃の子どもはまだ個人差が大きい．発達検査の結果境界域にあっても，その後さらに追いつく余地もある．低年齢児は発達段階が未分化なので，まずは全体発達を促すことが必要である．子どもと言語聴覚士（ST）がやりとりする様子を日常の場面で応用してもらうよう家族に伝えるなど，言語環境を整えていくことが支援の中心となる．幼稚園など集団への参加を勧めて，子ども同士のかかわりを経験させることも必要であろう．

4〜5歳になると他児との比較がしやすくなり，個人内差も見やすくなって，環境調整中心から言語学習へ直接取り組めるようになる．「状況絵」や絵本などでのやりとりを通じて，状況理解，話の流れ，登場人物の気持ちの理解を深め，語彙の増加，助詞の使用，構文の拡充をはかっていく．指導内容は子どもが理解しやすいように段階を細かく設定し，また子どもの興味に合わせることや満足が得られるような場面にすることが大切である．

境界児や軽度知的障害児は「構音障害」だけを主訴にSTを訪れることが少なくない．しかし，知的発達が構音の成熟に反映して改善に時間がかかることが多いため，観察期間を設けたり訓練開始時期を延ばしたりすることがある．

ⓑ 聴覚障害－軽度難聴を中心に

支援は，基本的には補聴器を装用し，正常発達に沿って言語学習をすることである．大人は

子どもの顔の前で話をする，はっきりとした口調で話すことが必要である．軽度難聴の場合，音は聞こえているのに語音聴取が悪いため言語発達が遅れること，聞き間違いが原因で，誤解やトラブルの原因となりやすいことについて周りの理解が重要である．軽度難聴では補聴器をすると「うるさい」と言ったり，高音域で急に落ちこむような聴力図を示す高音急墜型など聴力損失にアンバランスのある子どもは補聴器装用を嫌がることがあるため場所や時間を限定してつけることもある．最近は補聴器開発が進み，補聴器やイヤーモールドを合うものに変えることで装用できるようになることもある．軽度難聴には人工内耳の適応はない．幼稚園や保育園など通常の集団へ参加を勧めると同時に定期的な耳鼻科受診や聴力検査が必要である．

ⓒ 軽度脳性麻痺

　3歳頃にはまず全体発達を評価し経過をみながら，子どもの発達レベルにあわせて認知やコミュニケーション発達へ働きかけをする．摂食機能の未熟さや異常さがあれば摂食指導を行い，同時に口腔機能の発達を促すことで構音学習へ向けた援助をする．4～5歳になると子どもは普通児集団に参加することが多く，正常発達児がスピードのある効率的な動きを獲得していくなかで，動きについていくことができずに不全感を経験することが増える．その一方で，懸命に周りに合わせようと工夫するため，代償的な異常運動を覚えることが多くなる時期でもある．友達関係で自信が持てないことも増えてくる．集団についていくよう励ますのではなく，子どものできたことをほめるような接し方が必要である．STは全体発達を視野に入れながら，レベルに合わせて言語発達を促すと同時に構音障害があれば訓練をする．脳性麻痺は正常構音習得に至らないことが少なくないが，改善がみられない場合は文字を使うなど他のコミュニケーション手段併用へ目標を切り替えることがある．また会話のなかで人に伝わらないことが多い場合に，身近にいて子どもの言うことをよく聞き取れる人に通訳をしてもらうことがある．相手に意思が伝わるという経験を通して，人と話すことに積極的になり発話量が増えて，構音訓練の訓練効果とあわせて言葉が聞きやすくなることがある．家族支援を含め，保育士の理解を得るなど言語環境を整えていく．

CASE1

軽度脳性麻痺（混合型）Aくん

検査結果と所見

　在胎40週，2,700g，胎盤早期剥離，仮死で出生．定頸4か月，ひとり歩き1歳3か月，始語1歳6か月であった．2歳1か月時「歩き方が上手でない」「言葉が遅い」「他児と同じようにできない」という主訴で療育施設を訪れた．以後作業療法（OT）を開始，3歳11か月で「構音発達とよだれの改善」を目標に言語聴覚療法（ST）を開始した．言語初診時の様子は，田中ビネー知能検査IQ87，発話は簡単なやりとりができるが発音ははっきりしない．「びっくりした→ブチュッタ」のように発音し，発達途上の誤りも異常構音も認められた．姿勢筋緊張に影響され，口唇や舌の動きは運動麻痺による異常運動と未熟さがあった．よだれは自然に飲み込むことが少なく，時折筋になって流れ落ちた．

指導の方針・経過

　構音訓練開始年齢には早かったが，口腔機能の障害が明らかなので構音運動の準備段階へ働きかけを開始し，飴を使ったり，吹くことをさせたりしながら構音動作に類似した動きの練習を行った．構音訓練は4歳8か月から就学までの間にマ行，バ行，母音イ・エ，タ行，カ行，ラ行の訓練を行い日常の会話でもほぼ正しく言えるようになった．さらに小学校2年生の夏休みから3年生の2学期までサ行・ザ行の練習を行った．日常の会話は時々聞き返されることはあっても

C ■ 境界児の言葉の発達の促し方

> わかりやすくなり，よだれも減ってきた．この間知的発達も順調で，8歳2か月時，WISC-Ⅲは言語性IQ90，動作性IQ65，全IQ76であった．動作性IQに低下がみられるのは脳性麻痺による運動障害のためと考えられるが言語性IQは良好な成績を保っていた．一方，就学後，学校（通常学級）では友達の行動にあわせるのにかなりの努力を要し，友達とのやりとりで自分を主張することはむずかしく，3年生頃からひとりでいることが増えるなど，本人の苦労や生きづらさがうかがえるようになった．高学年になると，身体の緊張が強まって，書字がむずかしく発音のあいまいさが目立ってきた．10歳2か月時のWISC-Ⅲは言語性IQ85，動作性IQ48，全IQ64となり，中学校入学を機に特別支援学校に籍を移した．その後少し自分を出せるようになってきたが，無理に体を使うために腰の痛みを訴えることもでてきている．

ⓓ 広汎性発達障害

　Asperger症候群や高機能自閉症の主症状は，社会性の問題が適切な言葉の使用や会話の障害をもたらすことである．指導はその時と場に応じていわゆるソーシャルスキルを学ばせることである．その際にSTは言葉の適切な使い方といった言語の側面に注目して指導する．ソーシャルストーリーという方法で文字や絵など視覚教材を使い，日常のルールや人の気持ちを教えることもある．また，小集団のグループを設定して，実際の場面でソーシャルスキル課題を子ども同士で行わせることもある．

1）自閉症に対する指導法

　自閉症に対する指導法にはTEACCHプログラムや太田ステージによる指導法もある．TEACCHプログラムは自閉症児が周りの刺激を理解しやすいように環境を「構造化」して提示していこうとするもので，得意な視覚刺激を利用して課題や順番をあらかじめ伝えて見通しを立てやすくしたり，パターン化して教えたりする方法をとるものである．実際にはシンボルやサイン，文字などを利用したり，ロールプレイで実用的会話を疑似体験させたりする[3]．太田ステージの方法では一般の子どもの認知発達に着目して，表象機能を5段階（ステージ）に分け，各段階に応じ治療プログラムが設定されている[4),5)]．

2）ペアレントトレーニング

　家族への支援方法としてカリフォルニア大学ロサンゼルス校（UCLA）精神神経医学研究所で1974年に開始され，わが国においても最近，日本版に改良されたプログラムが紹介され，指導者養成講座も開かれるようになってきた．ペアレントトレーニングは行動変容の理論に基づいて，注意欠陥/多動性障害（AD/HD）など子どもの問題行動を減少させる技法を家族に習得してもらうことを目的としたプログラムである．AD/HDなどの基礎的学習や「ほめる」「無視する」「上手な指示」「制限（罰）」など，子どもの行動を変化させうるスキルを親と指導者がロールプレイで体験し，それを家庭で実践して，その効果を指導者と確認しながら進める，全10回程度行うプログラムである．

ⓔ 特異的言語発達障害

　知的発達に比して言語発達が遅れるのが主症状である．表出性言語障害でも，3歳代での支援はまず言語発達の土台をつくることを重視し，言語理解を促すことや身振りやシンボルを使って人とのコミュニケーションを発達させる．4〜5歳になっても音声表出が出てこないようなら，文字などを活用して音声表出を引き出す方法もある．文字や絵，シンボルなどの視覚情報を併用しながら，文の形式を教えることもある．

CASE2

特異的言語発達障害と考えられたBくん

検査結果と所見

ひとり歩き11か月，始語2歳，二語文3歳半．言語の初診は3歳7か月で，発語は「時計→チュ」「はさみ→シー」「ばなな→ナ」のように言い，言葉にはなっていない段階であった．4歳を過ぎると言葉が増え始め，「時計→トケー」「はさみ→ハシャミ」「ばなな→バナナ」と変化した．5歳2か月時の田中ビネー知能検査（31，32ページ参照）はIQ66であったが，知的障害は感じられなかった．その際に言葉での教示をよく理解していないと思われる反応がみられ，5歳8か月時の絵画語彙発達検査の語彙年齢は2歳4か月レベルで，言語表出だけでなく言語理解にも弱さがあると思われた．

指導の方針・経過

5歳頃，文字を教えるとすぐに50音が読めるようになり，また文字を読むときは発音もきれいになった．以後，文字を手がかりにすると言葉は覚えやすくなった．しかし同時に文字チップを並べさせると「吹いてる→ふてる」「新聞→すぶん」と置くなど，耳から覚えた語を再生させると不完全で，語を構成している音や音の並び方への認識（音韻認識）が弱いことが推察された．小学校（通常学級）入学の頃は語彙が増えて「とれちゃった」「ねえ　おかあさん　きて」などおしゃべりがさかんになり，発音は明瞭になった．しかし，助詞はまだ使えないこと，「図書館→ソトカン」と言ったり，「シチュウ→フチュウ」と言い誤る傾向は続いた．小学校2年生になると助詞の存在はわかってきたが，使い方に混乱があった．また，適切な説明や作文はむずかしく，父親が車を運転中に急ブレーキをかけたときの衝撃を伝えたくて「車のなかでブレーキをした」と書いた．助詞「は」「で」「と」「に」は4年生頃までに正しい使い方をすることが多くなった．10歳9か月時のWISC-Ⅲの結果は言語性IQ76，動作性IQ86，全IQ78であった．その後も視覚の優位性を活かして，自動詞，他動詞，受け身文，使役文などの学習を続けた．「子どもを木の枝からおりる」と書いたり，助詞の誤り，「泣かす」を「なぐる」と聞き取ってしまうなど本質の問題は残されているが，学習を積み重ね改善されてきた．中学時代は国語と社会は苦手だが数学は得意と話し，学習課題を丁寧にこなし，友達とトラブルを起こすこともなかった．高校入学前（14歳10か月）のWISC-Ⅲの結果は言語性IQ75，動作性IQ93，全IQ82で前回の成績を上回った．高校普通科へ入学した．

f 構音障害

訓練の開始年齢は4～5歳とされている．

訓練は誤り音に対して音の産生訓練を行い，最終的には日常会話で使いこなせることを目標とする．子どもが誤り音に気づかない場合は音の聞き取り訓練も取り入れて行う．機能性構音障害の治癒率はかなり高いが，器質性構音障害は疾患の程度や合併症によるところが大きい．

また知的障害，発達障害，脳性麻痺などその他の疾患を背景にしていて，主症状が構音障害でなくてもコミュニケーション発達を高めるために，構音訓練と構音発達の指導をすることがある．

引用文献

1) 廣田栄子，中村淳子，田中美郷：聴覚障害児に対する教育・療育・医療の地域での連携の現状．Audiology Japan 1997：**40**：557-558
2) 大石敬子：言語聴覚士のための言語発達障害学．医歯薬出版，2008：229
3) 佐々木正美：自閉症児のためのTEACCHハンドブック―改訂新版　自閉症療育ハンドブック．学習研究社，2008
4) 太田昌孝，永井洋子：自閉症治療の到達点．日本文化科学社，1992
5) 太田昌孝，永井洋子：認知発達治療の実践マニュアル―自閉症のStage別発達課題．日本文化科学社，1992

参考文献

- 石田宏代，大石敬子（編著）：言語聴覚士のための言語発達障害学．医歯薬出版，2008
- 中川信子：健診とことばの相談．ぶどう社，1998
- 秦野悦子（編）：入門コース ことばの発達と障害 第1巻 ことばの発達入門．大修館書店，2001

（森永京子）

COLUMN

就学相談への支援について

就学相談

境界児を担当する医療機関の職員が就学相談にかかわるとき，原則は相談に応じることである．進学先を決めるのは，障害児本人とその保護者，そして教育委員会である．わが国における障害児に対する公教育は特別支援教育によることになっており，就学先や就学形態の決定にあたっては，制度上，保護者の意見を教育委員会が聴取したうえで，最終的には教育委員会が決定する．近年，保護者の意見を尊重し，その希望に沿った決定がなされるようになってきている．

境界児の就学後

東京都教育庁によると，平成21年度，通常の小・中学校から特別支援学校に転学した児童・生徒は約400人，特別支援学校から通常の小・中学校に転学した児童・生徒は約270人である．特別支援教育により通常の学校に転学できた児童・生徒がいる反面，通常の学校での教育が合わずに特別支援学校に転学した児童・生徒が多く存在することもわかる．医療機関や療育機関は，担当している境界児のプロフィールを明らかにして，保護者にその障害の理解を深めてもらい，かつ保護者の了解の下に教育委員会に情報提供をする．こうすることにより，境界児に相応しい就学先や就学形態の決定に貢献することになる．

境界児の就学相談での情報提供

東京都教育庁では保護者の了解の下，保護者や医療機関や療育機関，幼稚園や保育園などの関係機関に「就学支援ファイル」の作成を依頼し，就学児童の個人情報を収集している．就学支援ファイルによる就学児童の個人情報は，就学相談やその後の就学先の学校へとつなげられている．わが国の行政は縦割りのため，小学校入学により児童・生徒の担当が乳幼児健診を担当する地域保健から教育委員会へと移行し，その個人情報は継続しない．したがって，個人情報保護が叫ばれる今日，就学支援ファイルの作成は児童・生徒の個人情報をつなげる意味で大切なシステムとなる．

境界児の就学後の支援

境界児を担当する医療機関や療育機関が，就学後もその境界児の経過追跡をすることになる．その意義は，学校生活で生じる問題を把握し必要な援助に対応することにある．殊に，就学前から予想される問題点について保護者や就学先の学校担当者と情報交換ができ，就学後の不適応などの問題の相談に応じることができる．学校からの要請により，就学後，医師や臨床心理士，理学療法士（PT），作業療法士（OT），言語聴覚士（ST）などの専門家が学校訪問し，学校担当者の相談や対応に具体的にのることもできる．東京都では各学校に特別支援教育に関する委員会があり，特別支援教育コーディネーターが配置されつつある．しかし，いまだ十分な人員配置ができず，十分に機能してはいないため，外部機関からの専門家の応援は必要であり，現場の教員の境界児理解や個人教育計画実施に役に立っている．障害児を担当する医療機関や療育機関は，就学後の境界児の経過追跡を少なくとも高校入学まで，できれば社会に出るまで行い，境界児のライフサイクルの年代ごとに生じる出来事において支援できるようにすべきである．

参考文献

- 東京都教育庁都立学校教育部特別支援教育課東京都特別支援教育推進室：平成22年度 ―就学相談の手引き―児童・生徒一人一人の適切な就学のために（義務教育）．東京都教育庁，平成22年6月

（落合幸勝，宍戸 淳）

D ふれあい子育ての勧め

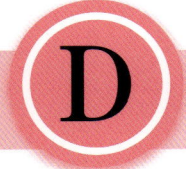

1 健診とふれあい子育ての勧め

　乳幼児健診は，疾病の早期発見の場だけではなく，育児支援の実践の場として，または地域の支援システムの入口としての役割も重要視されている．
　育児支援には，以下のような内容が含まれている．
　　① 育児の負担を軽くして，ときには母親を肩代わりできるような整備をすること
　　② 母親が安心して育児できるように，情報や相談窓口を整備すること
　　③ 母子の愛着形成を支援すること
　　④ リフレッシュ
　　⑤ 悲しい結末から子や親を守ること
　現実にはこれらの内容が混在して提供されることになる．
　母親による語りかけなどの接触を繰り返しているうちに，乳児の手の動きが母親の声のリズムに次第に引き込まれて同調することなど，以前より母子間の相互同期的働きかけ（エントレインメント：entrainment）が確認されていた．子どもが母親からの刺激に反応し，一方，母親が子どもの様子を把握して適切な反応をするような，お互いに影響を及ぼし合う母子相互作用によって，母親の母性愛と子どもの母親に対する愛着が育まれる．そしてこのことは，他の人物とのコミュニケーション能力の基礎となる．
　近年，社会的な状況や親意識の変化のためからか，これらの相互作用が希薄になったという危機感が説かれ，両親，もしくは主たる養育者と子どもたちとの愛着形成の重要性が一層強調されている．乳幼児期に主たる養育者との関係がうまくつくられなかった場合，将来にわたりさまざまな問題が出現することがあり，これらの問題は愛着障害や反応性愛着障害と呼ばれている．
　しかし，そのような精神病理的な段階にいかないまでも，子どもたちにとって，自分が受け入れられていると信じられることは重要なことである．この世の中を良いものだと感じ，大好きな人の望む人物になろう，大好きな人が困ることはしないでおこうという気持ちが子どもの安定した人格をかたちづくっていくだろうことは想像できる．また親にとっても，わが子をいとおしく，無条件でかわいいと思うからこそ，時間を問わず養護し世話ができ，また苦労にも耐えることができ，そのなかに見つける幸福感もあるだろう．そんなわが子がかわいいと思える気持ちにさえ，助けが必要なときがある．
　Bowlbyが示したアタッチメントは，安全基地や安全感のことであり，対して「愛着」という言葉には愛情や親しみなどの感情を含んだ響きがある．その意味で同等のものではないが，実際の場でふれあいを勧める重要性において，その差異は問題ではない．
　乳幼児健診の場で母子相互作用の実践を行い，母子関係をつくっていくことは困難だとしても，その重要性を説き，わが子とのふれあいが重要であることを今以上に認識してもらう活動

はできそうだ．健診の場で紹介することのできるふれあいの方法をいくつか紹介する．

2　健診の場で勧めたい，さまざまなふれあいの方法

ⓐ 母子同室
　出産直後から母子が同じ部屋で寝起きする．赤ちゃんとずっと一緒にいられ，好きなときに授乳させられるのでとても安心だという．同室者への気配り，ぐずる子への不安，出産直後の疲労，医院による決まりごとにふりまわされるなど，苦労談も聞くが，母子同室制をとる病院は増えており，歓迎されている．

ⓑ 母乳
　母子の結びつきの根幹だともいえる．ユニセフ・WHOによる共同声明である，「母乳育児成功のための10か条」が基本となる．その第1条は「母乳育児の方針をすべての医療にかかわっている人に，つねに知らせること」，第2条は「すべての医療従事者に母乳育児をするために必要な知識と技術を教えること」であり，乳幼児健診にかかわる職種もその例外ではない．近年，その他にもさまざまな母乳哺育の支援活動が国際的な規模で行われており，情報の収集に努めたい．

ⓒ 絵本
　ブックスタートをはじめ，絵本を通じての親子の交流を進める活動が，各地で行われている．言葉やストーリーを理解できる年齢にこだわらず，生後6か月など，乳児の時期から始められている．絵本のなかにある画像，言葉という情報の存在感も重要だが，読み始める前，その最中，読んだ後での親子のコミュニケーションが増えることが想像できる．

ⓓ 膝枕点眼
　神経性視野狭窄の治療として，母親による膝枕点眼が有効だという．

ⓔ 添い寝
　不登校の治療，ケアとして，母親による添い寝を勧める試みがなされている．

ⓕ ノーメディアデー
　テレビを消して，家族の交流の時間を増やしたい，絵本や読書の時間に使いたいという活動も行われている．

ⓖ マザーリーズ
　ややトーンの高い尻上がりの抑揚をもった話し方をさす．子どもに向かったときの母親の優しい語りかけで，乳児にとって重要な刺激となる．だっこ，おんぶ，子守唄，語りかけなど．

ⓗ カンガルーケア
　母親や父親が裸の胸に赤ちゃんを抱っこして一緒に過ごすという，新生児センターでの面会の方法は，カンガルーケア（図1）と呼ばれ，低出生体重児の生存率の改善や成熟をうながすこと，また，母親との愛着形成の効果が多数報告され，全国の新生児センターで多く取り入れられるようになった．カンガルーケアには不幸にも事故につながった例も報告されている．ガイドラインなども検討されているが，生後間もない児，入院管理を必要としているような幼弱な児の場合は，母子が厳重に観察され支援されることが必要である．しかし，愛着形成を支援する試みとして，カンガルーケアの有用性は否定されるものではない．

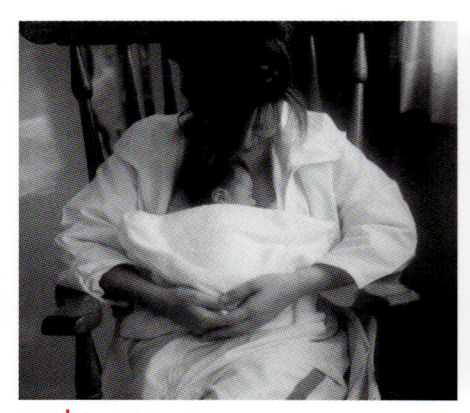

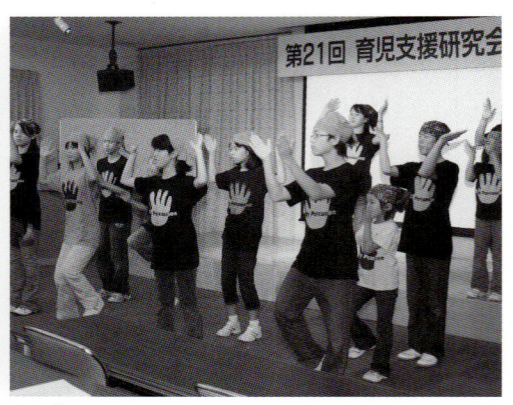

図1 カンガルーケア　　　図2 ボディパーカッション

ⅰ タッチケア

　児の状態が安定し成熟してくると，じっと抱っこされている接触だけでなく，母子がより積極的にかかわり合う時期が来る．

　タッチケアは，家族や施設スタッフが手を使い，子どもの全身をマッサージしていく．タッチケアは，赤ちゃんの体重の増加が良くなることや，免疫能が亢進すること，起きている時間や寝ている時間のリズムがはっきりしてくること，ストレスホルモンの値が減少することなど，タッチケアを受ける子どもにとって良い効果が報告されているが，タッチケアを行った親が，わが子の特性をよりはっきりと認識し，子どもの安らかな顔を見て自分が穏やかな気持ちになり，子どもを一層かわいいと思うようになるということなどが歓迎されており，その意味で愛着形成支援の試みと考えてよい．

　新生児センターで検討が始まったタッチケアは，健常児，より年長児へと次第に広い年齢層に歓迎されてきており，保育園や幼稚園でも行われている．その後，乳児院，重症心身障害児施設でも，その試みが行われるようになってきている．

　さまざまなタッチやマッサージの団体が存在するが，憶測で効果を語らないこと，営利目的でないことがタッチケアの大きな特徴である．

ⅱ ボディパーカッション

　子どもたちが，手拍子をし，自分の身体を叩き，足踏みをする．友達と響き合いながらリズムの組み合わせにより曲を合奏していく．そんなボディパーカッションの活動が行われている．健常な子どもたちのリズム遊びでは終わらず，特別支援学校でも試みられている．障害を持った子どもたちもリズムを刻み，全身で喜びを表現する．なかでも特筆すべきは，聾学校の耳の聞こえない子どもたちが，まわりの人の手を動かすリズムに注意を払い，床から伝わってくる振動を受け取り，友達とのリズムのかけ合いを楽しんでいる(図2)．耳が聞こえなくても音楽が楽しめる．他の人と合奏をすることができる．そんな経験が自分を肯定的に受けとめるもととなり，周囲の人との結びつきをつくっていく．

　ボディパーカッションは子どもたち自身の活動であるが，ふれあいという意味において，子どもたちが自分の身体に触れ，大切な自分をいとおしみ，友達と共鳴しながら今の時間を実感していく様子は，母子のふれあいから続く同じ目的に向かった線上にあるように思えてならない．

D ■ ふれあい子育ての勧め

タッチケアの基本手技

腹臥位

まず腹臥位で始める．表面をなでさするだけでなく，圧力をかけながら，できるだけ手指と赤ちゃんの肌の接触面積を広くとってゆっくり行う．体のそれぞれの部位を5～7回ほど，全体で5分程度を目安にマッサージする．

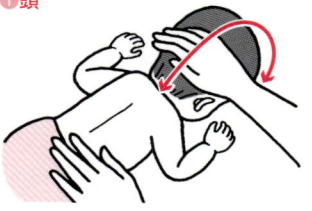

❶頭
手のひらで，ひたいから首筋へ向かい，またひたいへ戻る．

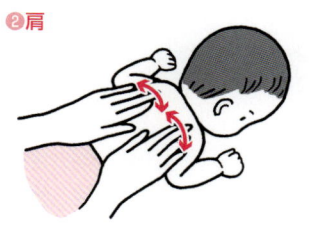

❷肩
首のうしろから両肩に向かい，また中心に戻る．

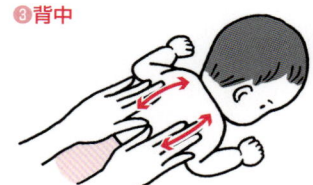

❸背中
背骨の上を避け，両側を肩から腰に向かい，肩に戻る．

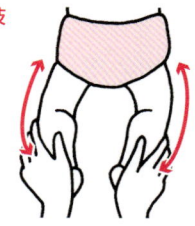

❹下肢
太もものつけ根から足首に向かい，また太ももに戻る．足全体をまんべんなく．

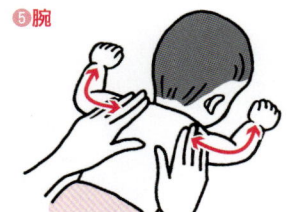

❺腕
肩から手首のほうへ向かい，肩に戻る．肘は自然に曲がったままで．

仰臥位
胸部・腹部

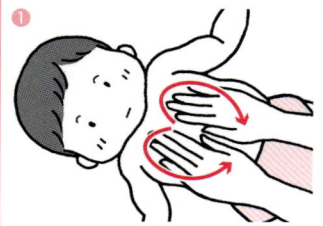

❶ 胸の中央に両手を置き，手のひら全体でハートを描くようにマッサージする．両手はずっと赤ちゃんの肌にふれているように．

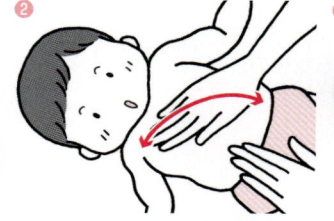

❷ 右手で赤ちゃんの左脇腹から右肩にかけて斜めになで上げ，なで下ろす．胸の真ん中で交差するように．

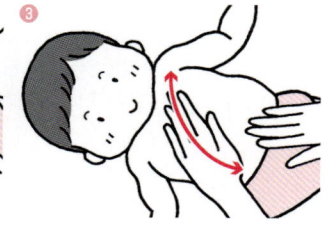

❸ 手を変えて，反対側をなで上げ，なで下ろす．

第Ⅲ章　具体的な発達支援

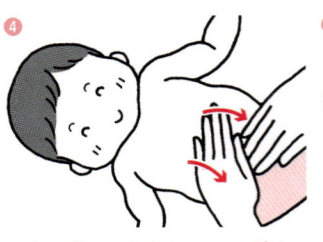

❹ 手を重ねるようにして，臍から下へ向かってペダルを漕ぐようにマッサージする．

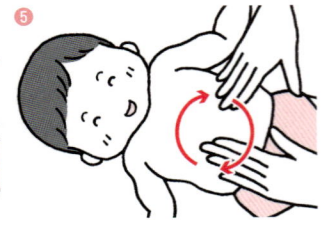

❺ 両手で，腹部に時計まわりの方向に円を描く．

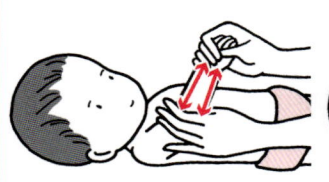

仰臥位
腕・手指

❶ 腕の付け根を包むようにし，手首のほうへ絞るようにマッサージする．

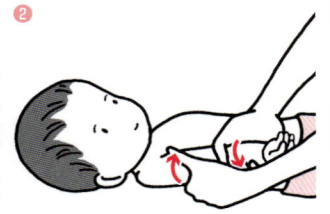

❷ 腕を動かし，赤ちゃんの腕を優しくねじるようにマッサージする．

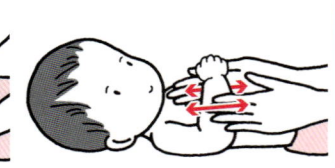

❸ 両手で赤ちゃんの腕を挟み，転がすようにマッサージする．

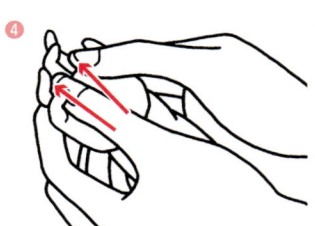

❹ 両手で赤ちゃんの手を支え，親指で手首から指先の方向へ手のひらをマッサージする．

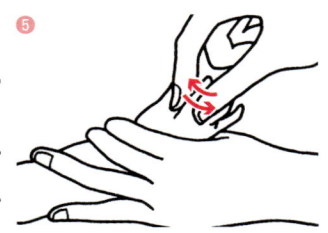

❺ 指を1本ずつつまみ，優しくねじるようにマッサージする．

さまざまなふれあいの方法が確認され，勧められている．しかし，なかには営利目的のもの，宗教的とさえ感じるほど盲信されているもの，他の方法を受け入れられないグループの活動などが存在する．医療機関が良かれと思って勧めた内容で，その母子が追い込まれたり，義務が増えたり，不要な営利団体と出会うことがないように配慮したい．また，さまざまなふれあいの試みはそれ単身で存在するべきでなく，触覚，聴覚，視覚，嗅覚など，五感のすべてを十分に使い，それぞれが協働してふれあいの時間を楽しむために存在すべきであろう．

参考URL

・日本タッチケア研究会
　www.touchcare.jp
　〒110-0011　東京都台東区三ノ輪2-8-2　(株)プチプレスト内
　TEL 03-3806-1388　FAX 03-3806-7732
・特定非営利活動法人ボディパーカッション協会
　www.body-p.com/index.htm

〈吉永陽一郎〉

索引

凡例

1. 各項目の語頭の文字によって，和文索引(50音順)と数字・欧文索引(ABC順)に大別した．
2. 上位概念のもとに下位概念をまとめたほうが検索に便利と考えられるものは'――'を用いてまとめた．
3. 項目の持つ意味が広いものは，（ ）にて関連項目に準じる語句を補足した．
4. 「気になる子ども」「気になる親」として，兆候や訴えを用語として別途まとめた．

和文索引

あ，い，う，え

愛着形成 99
愛着障害 136
遊び方 27
育児支援 2, 117, 136
異常構音 130
異常姿勢 93
一次的ことば 123
ウェクスラー式知能検査 32, 127
腋窩懸垂反応 93
絵本 60
遠城寺式乳幼児分析的発達検査 30
エントレインメント 136

お

横断的成長曲線 16
太田ステージ 133
置き換え(構音の誤り) 130
音の聞き取り訓練 134
音の産生訓練 134
親からの情報収集 25, 28
親子関係の観察 25, 27
親子の間にみられる関係性 28
親子の組み合わせ 102
親自身の感情制御 28
親準備性 97
親になる過程 100
親になれない親 98
親のタイプ 98
音韻認識 74
音韻分解能力 80

か

階層化 2
顔布テスト 50
学習障害 82, 116
数の概念 74
家族支援 130
感覚統合 121
感覚統合的アプローチ 115
カンガルーケア 137
環境調整 130
関係性の発達 99
間欠性外斜視 69

き

キーパーソン 103
聞き間違い 132
機能性構音障害 80, 83, 130
機能性構音障害の治癒率 134
教育相談 84
境界児 42
境界知能 118
協調運動 74
筋緊張亢進 41, 93, 88

け

経過観察健診 36
経過観察の実際 53
形態異常(不正咬合など) 130
軽度精神発達遅滞 41
軽度知的障害 41, 71
軽度発育不良 41
月齢の配慮 9
[言語]
　――学習 131
　――形式 127
　――能力 27
　――発達障害 71, 127
　――表出 127
　――理解 127
[健診]
　――，経過観察 36
　――実施者に必要な態度 5
　――，個別 37
　――，事後 72
　――，悉皆 74
　――，集団 35
　――，訪問型 74
腱反射 95

こ

構音障害 80, 83, 129, 130, 134
高機能自閉症 116
行動制御 75
広汎性発達障害 41, 70, 71, 73, 120, 128
極低出生体重児 85
心の理論 74
個人差 127
個人内差 127
子育てが嫌い 100
言葉 58
子どもの行動観察 25
子どもの心の3段階モデル 102
個別健診 37
個別方式 5
個別方式における長所と短所 5

さ，し

坐位 9

■ 索 引

――に影響を与える因子　10
――の平衡反応　11
支援システム　7
視覚的構造化　123
子宮内発育不全　86
自己意識　65
事後健診　72
自己制御能力　74
事後相談　81, 84
事後措置　5
事後措置後の確認　64
視性立ち直り反射　11
姿勢調節能　106 →姿勢と運動の3要素
姿勢と運動の3要素　106
悉皆健診　74
自閉症スペクトラム　41
社会性　25
尺取虫移動　14
シャフリング（ベビー）　14, 40, 56
就学支援ファイル　135
就学相談への支援　135
修正月齢　88
集団健診　35
集団方式　5
集団方式における長所と短所　5
受容－表出混合性言語障害　129
小食　57
情緒的応答性　28
情動コントロール　27
情動表現　27
省略（構音の誤り）　130
神経学的微細兆候　80
身体巧緻性　114
新版K式発達検査　30, 32

す, せ, そ

水平保持反応　95
スクリーニング　4
スクリーニングテストの妥当性　4
生育歴　28
正常児　39

成長と発達　59
成長評価　16
成長ホルモン分泌不全性低身長症　22
成長率SDスコア　21
背這い　14
選択性かん黙　80
専門医療機関への紹介　64
早期介入　89
相動運動能　106 →姿勢と運動の3要素
ソーシャルスキル　133
側方パラシュート反応　11
育て方　63
育てられる者　100
育てる者　100

た, ち

体重増加不良　22, 48
対人関係　25
立ち直り反射　11, 47, 51
タッチケア　138
田中ビネー知能検査Ⅴ　31, 32
地域資源　103
知的能力　27
知的発達　25
知的発達尺度　127
知能検査　25, 30
注意欠陥/多動性障害　70, 71, 73, 116
抽象概念理解　66
中枢神経系の運動障害　128
中枢性協調障害　2
超低出生体重児　88
直接支援　130

つ, て, と

追視テスト　46
通級指導教室　84
積木　60
津守・稲毛式乳幼児精神発達診断法　30, 31
定頸　8
――に影響を与える因子　9
――の促し　107

――の判定法　8
低出生体重児　85
デンバー発達判定法　30
頭囲　9
同調する行動　99
動物歩き　12
特異的言語発達障害　129
読字障害　80

な, に, ね, の

喃語　47
軟骨無形成症　22
難聴　127
二次的ことば　123
乳児期の親の体験・対応（生育歴）　29
乳児期の子どもの様子（生育歴）　29
乳児良性筋緊張低下　40
乳幼児健康診査　34, 53 →健診
妊娠中の親子関係（生育歴）　29
寝返って移動する　12
脳障害発生時期　92
脳性麻痺　41, 92, 118, 128

は

パーセンタイル曲線　16
パーセンタイル法　17
バウンサー　12
発達解釈　63
発達課題　101
発達検査　25, 30
発達障害　73
発達性協調運動障害　83
発達性言語遅滞　38
発達阻害因子　101
発達途上に起こる誤り　130
発達の遅れ　62
発達の可塑性　63
発達の弾力性　63
発達の歪み　25
発達評価　62
パラシュート反応　11, 51
腹這い　12
反抗期　65

143

反抗挑戦性障害　82
晩熟児　42
反応性愛着障害　136

ひ，ふ

鼻咽腔閉鎖機能不全　130
引き起こし反応　47
膝這い　12
肘這い　12
非対称性緊張性頸反射　93
人とのかかわり　26
肥満度　21
肥満度判定曲線　21
表出性言語障害　70，129
表象機能　65，74
評定における留意点　33
フォローアップ　90
不随意運動　128
ブリッジ運動　112
フロスティッグ視知覚能力促進法　122
分離不安　66

へ，ほ

ペアレントトレーニング　124，133
偏食　57
包括的なとらえ方（健診における）　3
訪問型健診　74
歩行　60
母子健康手帳　34，58
母子相互作用　100
ホッピング反応　60
ボディイメージ　109
ボディパーカッション　138
哺乳瓶　59

む，も

無関心　100
むし歯　59
持ち上げ機構　106→姿勢と運動の3要素

ゆ，よ

歪み（構音の誤り）　130

要支援家庭　98
幼児期の親の体験・対応（生育歴）　29
幼児期の子どもの様子（生育歴）　29

り

立位の平衡反応　112
療育　117
療育相談事業　72
理論的育児　101

気になる子ども

あ，い，う，お

足を持って遊ぶ　11
遊びのルールや役割を理解できない　128
後追いをしない　55
歩くのを怖がる　15
言うことをきかない　70
うつろな表情で動きが止まっている（不安の表現）　27
オウム返しで応答　128
落ち着きがない　28，70，81
落ち着きなく動き回る（不安の表現）　27
おとなしい　41
音に対する感覚過敏　70
親に近づかない（不安の表現）　27

か〜こ

会話が成立しない　66
学業でついていけない　116
下肢の伸展　93
下肢をつかない　12
数操作の発達の遅れ　118，127
体がかたい　41
体に力を入れて突っ張る（嬉しさの表現）　27
かんしゃくを起こす　28
かんしゃくがひどい　70
感情が伝わらない　128
顔面に水がかかるのを嫌う　116

決まり文句が目立つ　70
気むずかしい　98
興味の範囲が狭い　114，121，128
ぐるぐる丸を描く　68
計算での困難　129
健診を未受診　40
高度肥満　21
こだわりが強い　70，128
言葉が遅い　69，128

し，せ，そ

持久力に欠ける　114
思考の柔軟性がない　128
指示がとおらない（入りにくい）　28，70，82
視線が合わない　128
自分の体をコントロールできない　116
食事・睡眠にむらがある　101
助詞の脱落　129
触感に対する感覚過敏　70
尖足　41，89，93
前腕のねじれ　93
想像性がない　128

た〜と

他人と興味を共有できない　128
食べ物の好き嫌いがはげしい　114
着衣の感触に敏感　114
抽象的思考の発達の遅れ　127
つま先立ち　93
低身長　17
手がかからない　41
手先が不器用　120
手をリズミカルに常同的に打ち合わせる（嬉しさの表現）　27
特定の音刺激を嫌う　114
友達とうまく遊べない　82，118

な，に，ね

内反足　93
泣き方がはげしい　27

■ 索 引

泣きだしたら止まらない　101
泣きやみにくい　27
泣くことが少ない　41
喃語が少ない　41
二語文が出ない　69
寝返りをしない　52

は，ひ，ふ，へ
這い這いしない　56
はさみ足　93
箸が使えない　83
発音が不明瞭　83，118
歯みがき嫌い　34
早口　127
人見知りをしない　41，52
ひとり遊びが多い　82
表情を変えずに遊び続ける　27
不器用　83
文が短い　127
扁平足　93

ま，み，め，も
マイペース　128
待つことができない　81
丸や四角が描けない　83
未定頸　49
眼が外側に寄る　69
模写が苦手　118
文字や数字に興味を示さない　82
文字や数字への強い興味　120

や，よ
やりとりが一方的　70，121，128
要領よく説明できない　127
よだれが飲み込めない　132
予防接種を未接種　40
読み書きでの困難　129

ら，り
乱暴な行動が多い　82
離乳食を嫌がる　52

気になる親

あ，い，う，お
アルコール中毒　98
育児が楽しくない　71
うつ状態　99
夫の非協力　101

か，こ
過干渉　63，101
過保護　63，101
子育てが辛い　101
子どもがかわいくない　101
子どもとの遊び方がわからない　71
高齢者介護　98

し，そ
仕事への執着　99
社会的孤立　98
10代の親　98
人格障害　98
育てにくさを感じる　71

た，の，ひ，む，や，よ
抱かない　12
抱き方　9
望まない妊娠・出産　101
低い位置の縦抱き　10
ひとり親家庭　98
貧困　98
無理に歩かせる　15
薬物濫用　98
横抱き　10

数字・欧文索引

3 guards　58
360°の発達評価　42
bouncer　12
DENVER Ⅱ　30
failure to thrive　22
Frostig 視知覚能力促進法　122
ITPA 言語学習能力診断検査　31，32
K-ABC 心理・教育アセスメントバッテリー　31，32
late preterm 児　85
MCC ベビーテスト　30，32
PARS 広汎性発達障害日本自閉症協会評定尺度　32
Prader-Willi 症候群　22
SDQ（strength and difficulties questionaire）　76
SD 曲線　16
SD スコア法　17
SGA 性低身長症　23
TEACCH　123，133
Turner 症候群　22
Wechsler 式知能検査　32，127
WISC-Ⅲ　127
WPPSI　31，32

- JCOPY 〈(社)出版者著作権管理機構 委託出版物〉
本書の無断複写は著作権法上での例外を除き禁じられています．
複写される場合は，そのつど事前に，(社)出版者著作権管理機構
（電話 03-3513-6969，FAX03-3513-6979，e-mail：info@jcopy.or.jp）
の許諾を得てください．
- 本書を無断で複製（複写・スキャン・デジタルデータ化を含みます）
する行為は，著作権法上での限られた例外（「私的使用のための複
製」など）を除き禁じられています．大学・病院・企業などにお
いて内部的に業務上使用する目的で上記行為を行うことも，私的
使用には該当せず違法です．また，私的使用のためであっても，
代行業者等の第三者に依頼して上記行為を行うことは違法です．

乳幼児健診における境界児―どう診てどう対応するか

ISBN 978-4-7878-1802-7

2010 年 9 月 22 日	初版第 1 刷発行
2011 年 8 月 10 日	初版第 2 刷発行
2012 年 7 月 24 日	初版第 3 刷発行
2014 年 1 月 10 日	初版第 4 刷発行
2017 年 8 月 4 日	初版第 5 刷発行

[旧版書名]
乳幼児健診における境界児の診かたとケアのしかた
1997 年 4 月 15 日　初版第 1 刷発行
2002 年 6 月 20 日　初版第 5 刷発行

編　集　者　前川喜平，落合幸勝
発　行　者　藤実彰一
発　行　所　株式会社　診断と治療社
　　　　　　〒100-0014　千代田区永田町 2-14-2　山王グランドビル 4 階
　　　　　　TEL：03-3580-2750（編集）　03-3580-2770（営業）
　　　　　　FAX：03-3580-2776
　　　　　　E-mail：hen@shindan.co.jp（編集）
　　　　　　　　　　eigyobu@shindan.co.jp（営業）
　　　　　　URL：http://www.shindan.co.jp/
表紙デザイン　長谷川真由美
本文イラスト　河原ちょっと
印刷・製本　　広研印刷株式会社

©Kihei MAEKAWA, Yukikatsu OCHIAI, 2010．Printed in Japan.　　　［検印省略］
乱丁・落丁の場合はお取り替えいたします．